Reconocimiento para Esperanza y Sanación: Ecaso del Cannabis

"Esclarecedor e invita a la reflexión. Sí admiro su tenacidad para servir a sus pacientes, y para no dejarse asustar por los políticos o las dificultades del camino. Muestra su empuje, muestra que él es un líder e innovador. ¡Bravo por enfrentar la dificultad!"

—DIANE D. RODRÍGUEZ
Educador para el Dolor, Coach de Duelo o Luto y
Consultor, Escritor y Orador

"Muy bien investigado y es una lectura fácil y entretenida. La persona que no tenga conocimiento sobre el cannabis medicinal será iluminada después de leer Hope & Healing (Esperanza y Sanación) escrito por el Dr. Rosado. Espero que mucha gente llegue a tener el conocimiento que está compartiendo el Dr. Rosado. ¡Felicitaciones por un texto muy interesante!"

—JUAN CAMILO JARAMILLO

Biólogo Marino

"Me quito el sombrero ante el Dr. Rosado y por el trabajo que está haciendo. Aprecié y disfruté muchas partes del libro, especialmente las porciones iniciales donde describe la historia y los antecedentes; anotando cómo se llegó a que el cannabis sea considerado una sustancia peligrosa, en vez de una intervención de potencial sanación. El libro parece estar dirigido a potenciales pacientes que puedan tener alguna duda en cuanto a buscar el cannabis medicinal, y creo que esas secciones serían interesantes para aquella audiencia."

—DAVID SACKS, PH.D.

Psicólogo, Escritor

"Durante los primeros 15 años de mi carrera, estuve en las fuerzas policiales donde me metieron en la cabeza que la marihuana es mala, punto. Sin embargo, ahora como escritora especializada en la salud natural y el bienestar, he leído numerosos estudios que dicen todo lo contrario. Esto lleva a preguntarse: ¿quién tiene la razón? Lo que más me gusta de este libro es que el Dr. Rosado proporciona una respuesta sencilla y fácil de leer. Además, está repleta de información que nunca había conocido como la forma en que realmente inició el estigma negativo asociado con la marihuana. (He investigado y escrito sobre este tema varias veces anteriormente y ¡nunca lo he visto explicado de una forma tan buena!) Como resultado de ello, ahora tengo una idea más clara sobre la razón por la que se ha votado negativamente en esta droga particular, así como de los numerosos obstáculos que todavía tiene que superar. Además, este libro realmente me ha abierto los ojos en cuanto a los beneficios que el cannabis tiene para ofrecer en la vida real. Esto es, si solo le damos una oportunidad."

—CHRISTINA DEBUSK

Escritora de Salud y Bienestar, Editora, Oradora

ESPERANZA Y SANACIÓN

El Caso del Cannabis

ESPERANZA Y SANACIÓN

El Caso del Cannabis

Cáncer | Epilepsia y Convulsiones | Glaucoma VIH y SIDA | Enfermedad de Crohn
Espasmos Musculares Crónicos y Esclerosis Múltiple
TEPT | ELA | Enfermedad de Parkinson
Dolor Crónico | Otras Dolencias

DR. JOSEPH ROSADO, MD
Con Rodney Miles y un Prólogo del
Profesor Lumír Ondřej Hanuš

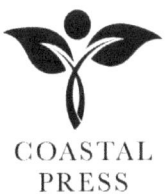

COASTAL
PRESS

Derechos de Autor © 2019 por Dr. Joseph Rosado, MD Derechos Reservados.
Publicado por Coastal Press

Ninguna parte de este libro puede ser reproducida de manera alguna sin un permiso escrito excepto en el caso de citas breves incorporadas en artículos y revisiones críticas.

Este libro no pretende ser un sustituto de la asesoría médica de los doctores. El lector debe consultar, en forma regular, a un médico sobre los asuntos relacionados con su salud y, particularmente con relación a cualquier síntoma que pueda requerir un diagnóstico o atención médica.

Este libro se presenta únicamente para propósitos educativos y de entretenimiento. El autor y el editor no lo están ofreciendo como una asesoría legal, contable o de otro servicio profesional. Aunque se han hecho los mejores esfuerzos en la preparación de este libro, el autor y el editor no hacen ninguna declaración o garantía de ninguna clase y no asumen responsabilidad alguna de ninguna clase con respecto a la exactitud o exhaustividad de los contenidos y específicamente renuncian a cualquier garantía implícita de comerciabilidad o adecuación de uso para un propósito en particular. Ni el autor ni el editor responderán o serán responsables ante alguna persona o entidad con relación a alguna pérdida o daño incidental o consecuente causado, o que presuntamente haya sido causado, directa o indirectamente, por la información o programas contenidos en este libro.

Para información sobre descuentos especiales por compras al por mayor o entrevistas, apariciones, y compromisos de charlas del autor, por favor contactar a:

    Dr. Joseph Rosado, MD
    www.JosephRosadoMD.com
    info@josephrosadomd.com
    1 (866) 763-7991

    Primera Edición

Editado, diseño y carátula del libro por Rodney Miles: www.RodneyMiles.com
Traducción de la edición en español por Antonio José Godoy, Traductor Oficial, Intérprete de Conferencia, ajgodoyf@gmail.com

Para todos los que tienen la esperanza de sanar

"La ciencia es la madre del conocimiento; la opinión genera ignorancia."

—HIPÓCRATES

Contenido

Una Nota para Los Lectores xv
Prólogo xviii
Introducción: EL ARTE DE LA SANACIÓN 1

PARTE I: CONTROVERSIA 11
[1] Locura por La Marihuana..12
[2] Tricky Dick 19
[3] Gran Medicina...23
[4] Estigmas 27

PARTE II: CIENCIA 34
[5] Qué es Cannabis?..35
[6] Qué es Cáñamo? 38
[7] Tipos de Cannabis 43
[8] ¿Cómo Funciona?...46
[9] Beneficios del Cannabis 54

PARTE III: LEY 64
[10] Diagnósticos Aprobados 65
[11] Convi Rtiéndose en Paciente 76
[12] Consumir Cannabis 85

PARTE IV: SANACIÓN 90
{ 1 } Cáncer 91
{ 2 } Epilepsia y Convulsiones 101
{ 3 } Glaucoma 111
{ 4 } VIH y SIDA 117
{ 5 } TEPT 124
{ 6 } ELA 131
{ 7 } Enfermedad de Crohn 136
{ 8 } Enfermedad de Parkinson 144
{ 9 } EM y Espasmos Musculares Crónicos 150

Conclusión: ESPERANZA 158
Agradecimientos 164
Acerca del Autor 168
Conozca Mas 171
Notas 172

Una Nota para los Lectores

"La sanación es asunto de tiempo, pero algunas veces también es asunto de oportunidad."

—HIPÓCR ATES
Filósofo y Físico Griego Llamado "El Padre de la Medicina"

ESTE LIBRO fue escrito para llenar un vacío que experimentan con mucha frecuencia aquellos de ustedes que se pueden haber preguntado sobre la utilidad del cannabis como tratamiento. Está dirigido a una audiencia laica, y aunque sí exploro algo de la ciencia en Esperanza y Sanación, siempre estuvo dirigido y escrito teniéndolo en mente a usted —supuestamente una persona no experta. Encuentro que las librerías (tanto en línea como las otras) están cada vez más llenas de libros acerca del cannabis, pero, usualmente, están dirigidos a una audiencia de uso recreativo deseosa por conocer noticias sobre la legalización general. Pero, curiosamente, el cannabis no era mi droga ilícita de preferencia.

He llegado al lugar donde estoy hoy en mis pasiones y en mi profesión por los hechos concretos que con frecuencia son ofuscados o difamados en una resignación continua—que disminuye—de ver que se impida el uso del cannabis. Por esa razón, al igual que con cualquier "campaña extendida de propaganda negra", como en el caso del cannabis, podemos desmentir muchos "hechos" sostenidos previamente, y encontrar unos correctos para poner en el lugar de aquellos. Se necesita hacer esto inclusive antes de que pueda emprenderse una discusión de la ciencia que está detrás del cannabis medicinal; por lo tanto, lo hacemos al comienzo de Esperanza y Sanación. Solo entonces seguimos con discusiones informales de la ciencia actual, las leyes, y las cosas que se pueden hacer para beneficiarse del cannabis medicinal.

Con seguridad, tanto la ciencia como las leyes evolucionan, inclusive en el breve período entre el borrador final y el lanzamiento real de este libro. El Cannabis, como tema y como ciencia se está desarrollando rápidamente en todo el mundo. Estamos llegando a puntos críticos. Por tanto, suponiendo su interés en el tema, le recomiendo mantenerse informado sobre las leyes en su Estado, así como sobre la creciente disponibilidad de cannabis medicinal y los probables recursos locales florecientes. En algunos casos, la gente viaja lejos o incluso cambia de residencia en beneficio de su salud o la salud y bienestar de un ser amado. Por supuesto, usted también se puede conectar conmigo a través de mi información de contacto que aparece en la parte posterior de este libro.

Soy un médico que tiene su sede en la Florida y utilizo a la Florida en todos los ejemplos y explicaciones del uso médico y legal del cannabis dentro del Estado. (Todas las fuentes citadas están listadas al final del libro, en la sección de "Notas".) En todos los Estados Unidos y en todo el mundo, en el mismo momento en que escribo esto, el cannabis está llegando a ser más aceptado, considerado, recomendado, y legalizado. Aunque la legalización completa del cannabis medicinal parece inevitable, aún hay mentes y leyes que se tienen que cambiar, y esto explica cuáles demoras podrían existir todavía, pues a menudo no hay argumentos morales ni éticos que evitan su aceptación general, sino argumentos legales. Los Estados simplemente esperan para ver que sucede en otros Estados antes de proceder "demasiado rápido". Cualquiera que lea sobre el tema descubrirá esto rápidamente.

En su caso, o en el caso de un ser amado, podría no tener tiempo para esperar ni tiempo para desperdiciar en la búsqueda de los remedios más eficaces, generalmente libres de efectos secundarios, que están disponibles. Este libro es para usted, y aunque en mi historia y en mis ejemplos utilizo el nombre de la Florida, consulte siempre las leyes locales y a sus propios profesionales de la salud antes de proceder con el cannabis o con cualquier solución médica.

Sin importar en dónde está usted, hay esperanza y puede haber sanación, pues las leyes de Dios y la Naturaleza triunfan sobre las leyes del hombre, sin excepción.

Prólogo

Por el Profesor Lumír Ondřej Hanuš

"Si los pacientes han de tener un derecho humano a la salud, tendrían pleno acceso a esta planta medicinal. Hay muchos casos donde el cannabis es la única esperanza de un paciente."

—LUMÍR HANUŠ

SI USTED DICE, "llevar leña al monte," o "traer arena a la playa," eso es exactamente lo que quiero decir si vamos a hablar acerca de la historia del uso recreativo, industrial, o medicinal de la famosa planta llamada Cannabis sativa (también cáñamo o cannabis). Es una planta que ha sido utilizada por la humanidad durante milenios. Hoy, esta historia es notoriamente conocida, entonces permítame familiarizarlo con la historia médica de ella en Olomouc, esa ciudad desconocida en el mundo de hoy donde, después de la estigmatización, ocurrió un renacimiento moderno del cannabis medicinal.

En 1950, durante un estudio de plantas superiores para principios antibióticos, el profesor Zdeněk Krejčí descubrió en Palacký University (dentro de la Ciudad de Olomouc en Checoeslovaquia) que el Cannabis sativa tiene efectos antibacterianos significativos sobre los microorganismos gram-positivos incluidos algunos microorganismos patógenos comunes. Fue examinada clínicamente de forma inmediata y exitosa (estomatología, otorrinolaringología, ginecología, dermatología, etc.) y a tiempo para una conferencia científica sobre "El Cáñamo como Medicina" a llevarse a cabo el 10 de diciembre de 1954 (día de los Derechos Humanos). Esa conferencia se llevó a cabo en Olomouc. (Debemos entender que cualquier Cannabis sativa es, de hecho, cáñamo, incluso cuando hoy solo se utiliza la cepa para fibras). Todas las presentaciones de esta conferencia fueron publicadas como artículos científicos en Palacký University Acta y hoy uno puede encontrar estos estudios en http://www.bushka.cz/KabelikEN/index.html.

El Profesor Krejčí junto con el Profesor František Šantavý tuvieron éxito aislando e identificando el compuesto responsable de este efecto antibacteriano y lo llamaron ácido cannabidiólico (publicado en 1955). De hecho, fue el primer cannabinoide real conocido, ya que dentro de la planta todos los cannabinoides están en la forma de sus ácidos cannabinoideos. Fue el primer uso moderno del cannabis como medicina. Desde esa época en Olomouc, el cannabis ha sido usado en el Hospital Universitario para tratamiento (con el nivel del conocimiento de ese tiempo) hasta 1990 cuando salí a hacer investigación en Hebrew University en Jerusalén.

Mientras en los Estados Unidos se desataba una "cacería de brujas" en relación con el cannabis (gritada más fuerte por aquellos que aparentemente no sabían nada sobre el cannabis), en el hospital en Checoeslovaquia, tratábamos pacientes con cannabis que tenía un coeficiente de CBD sobre THC (expresado CBD:THC) de aproximadamente 4:1, y esto sucedió entre los años de 1954 y 1990. Después de mi partida, desafortunadamente el cannabis se convirtió en una planta ilegal en Checoeslovaquia. No obstante, después de 1954, la investigación sobre el Cannabis ha continuado.

En 1963, mediante investigaciones independientes entre sí, el Profesor Šantavý en Checoeslovaquia y los Profesores Mechoulam y Shvo en Israel dilucidaron la estructura del cannabidiol (CBD), y en 1964 Šantavýen Checoeslovaquia, e independientemente de él, Gaoni y Mechoulam en Israel dilucidaron la estructura de (-)-trans- D9-tetrahydro-cannabinol (THC). En 1988, cuando William Devane descubrió los receptores centrales de cannabinoide (CB1) en el cerebro, se explicó el papel del THC en el organismo. El avance más reciente tuvo lugar el

24 de marzo de 1992 cuando, después de mi última purificación (de sustancias), tuve en mis propias manos el compuesto puro, ligando, que es un compuesto natural en el cerebro humano (al que más tarde llamamos anandamida), el cual se une al receptor CB1. Finalmente, después de unos milenios de uso medicinal del cannabis, llegamos a una explicación científica, y desde ese entonces hemos observado una explosión virtual de la investigación científica y los usos medicinales del cannabis alrededor del mundo. Aunque hoy la investigación se está expandiendo en forma exponencial, todavía solo estamos comenzando a tener un entendimiento completo del tratamiento con cannabis.

El Cannabis no es una planta milagrosa, no es una panacea. Pero los receptores de cannabinoide son algunos de los de mayor prevalencia en el cuerpo humano, y esta es la razón por la cual funciona con tantas enfermedades. Es razonable que en el futuro cercano tratará casi todas las enfermedades al menos en forma paliativa. Anteriormente, nunca apoyé la legalización total del cannabis, pero ahora parece que ésta puede ser la única forma efectiva para garantizar un tratamiento completo de los pacientes. En el presente, los pacientes son más bien rehenes de su tratamiento, ya que no tienen acceso a las cantidades suficientes ni a las cepas correctas de cannabis para tratar sus enfermedades. Con frecuencia, no tienen suficiente cannabis a mano no solo para uso curativo sino ni siquiera para usos paliativos.

Debe ser claro que el cannabis es una de las medicinas más seguras en el mundo y no hay razón para prohibirla. Solo es peligrosa para las compañías que van a perder ingresos mediante la introducción del cannabis en el sistema de cuidados de salud. Hay muy pocos pacientes que no puedan ser tratados con cannabis, que no se sienten bien después de su uso o a quienes no ayuda. Inclusive en estos casos, es posible que ellos tomaron una dosis demasiado grande (una sobredosis) o usaron una cepa incorrecta de cannabis. Algunas veces, deben probar varias cepas hasta que encuentran la correcta. Desafortunadamente, no todos los pacientes tienen la oportunidad o acceso a probar diferentes cepas. Pero incluso la sobredosis no es perjudicial, es incómoda. De hecho, para una persona adulta mentalmente sana, el cannabis no es perjudicial, inclusive con un uso prolongado.

La marihuana no es una sustancia totalmente benigna. Es una droga poderosa con una variedad de efectos. Sin embargo, excepto por los daños asociados con el fumarla, los efectos adversos del uso de la marihuana están dentro del rango de efectos tolerados para otros medicamentos. A través del uso terapéutico del cannabis, es necesario identificar no solo los pacientes que pueden beneficiarse de su uso, ¡sino también aquellos a los cuales pueda perjudicar! Sin embargo, parece bastante claro que el riesgo es mucho mayor en los niños y los adolescentes (en particular antes de la pubertad). Tanto los médicos como los padres continuarán enfrentando la difícil decisión de si deben tratar a los jóvenes con esta planta y esperar que les cause más bien que mal. Se podría suponer que el cannabis puede dañar el cerebro adolescente, pero—en contraste con el alcohol— no el cerebro adulto. Entre los riesgos importantes están el que se desencadene una psicosis, esquizofrenia, y deterioros cognitivos (usualmente empeorando la memoria a corto plazo). Afortunadamente, la mayoría de los adolescentes que abusan de la marihuana no se convierten en adultos psicóticos.

Si los pacientes han de tener un derecho humano a la salud, tendrían pleno acceso a esta planta medicinal. Hay muchos casos donde el cannabis es la única esperanza de un paciente. Tengo la esperanza de que, en un futuro cercano, el poder de esta planta sea totalmente conocido y accesible en todo el mundo, para cualquier paciente, rico o pobre. Dios creo en la naturaleza esta planta sanadora para usted, el paciente, para que se pudiera recuperar de su enfermedad con la ayuda de esta increíble planta, y esa es la razón por la cual ahora estoy a favor de la legalización total del cannabis—no debido a los usuarios recreativos sino debido a los pacientes de cannabis. Ahora la legalización parece necesaria solo para garantizar a los pacientes la cantidad correcta y quimiotipo de paciente (equivalente a cepa, cultivar, variedad, quimiovar) que les pueda ayudar.

Este libro es parte de hacer que sea totalmente conocido el poder del cannabis como medicina. Debido a mis actividades de investigación, generalmente no tengo tiempo de leer libros, pero cuando comencé a leer Esperanza y Sanación, lo leí con la respiración contenida (gran expectación) y no pude parar hasta que lo terminé de una sola leída. Realmente, este es un libro muy bueno, el cual puedo sugerir tanto a especialistas como a lectores "comunes / ordinarios". El libro está lleno de información importante relacionada con unas enfermedades y su posible tratamiento usando cannabis. Usted mismo evalúe la información que se presenta en este libro. Definitivamente, lo mantendré en mi biblioteca ahora y en el futuro.

—LUMÍR HANUŠ
Jerusalén, 10 de diciembre de 2018
En el Día de los Derechos Humanos

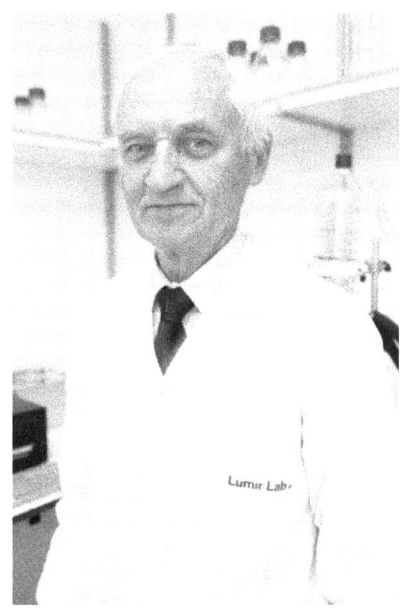

PROFESOR LUMÍR ONDŘEJ HANUŠ es un químico analítico mundialmente conocido y una figura líder en el campo de investigación del cannabis. Es responsable por una investigación innovadora que ha ganado premios en el mundo de los cannabinoides y su investigación sirve como la base de mucho de lo que hoy conocemos acerca de la planta. El Profesor Hanuš aisló el primer endocannabinoide conocido en el cerebro humano, Anandamida, que es la palabra "dicha" en idioma Sánscrito. El descubrimiento de la Anandamida confirmó que el cerebro humano produce "cannabinoides" propios, llamados endocannabinoides, los cuales se une con receptores cannabinoides por todo el cerebro y el cuerpo. La evidencia sugiere que estos receptores cannabinoides están involucrados en la neuroprotección, la modulación del dolor, el procesamiento de la memoria, la coordinación motora, el control del apetito, y más. Desde el inmenso descubrimiento del Profesor Hanuš', se han llevado a cabo miles de estudios sobre el sistema endocannabinoide y sobre cannabinoides de todas las clases. Esta revelación transformativa ha afectado, pero aún más importante, le ha dado forma a la industria como la conocemos ahora. Mientras tanto, se continúan descubriendo cannabinoides adicionales de planta, y endocannabinoide de humanos y otros organismos vivientes.

Profesor Lumír Ondřej Hanuš. Image © 2018 Lumir Lab

"Es abrumadora la evidencia de que la marihuana puede aliviar ciertos tipos de dolor, náusea, vómito y otros síntomas causados por enfermedades tales como la esclerosis múltiple, el cáncer y el SIDA— o por los medicamentos duros que se usan algunas veces para tratarlas. Y lo puede hacer con una seguridad notable. En efecto, la marihuana es menos tóxica que muchos de los medicamentos que prescriben los médicos todos los días."

—DR. JOYCELYN ELDERS, MD,
Antiguo Cirujano General de los Estados Unidos 26 de marzo de 2004, "Mitos Acerca de la Marihuana Médica," Providence Journal

Introducción: El arte de la sanación

"El arte de la sanación viene de la naturaleza, no del médico. Por lo tanto, el médico tiene que iniciar desde la naturaleza, con una mente abierta."

—PARACELSUS
Físico Suizo, Alquimista, y
Astrólogo del Renacimiento Alemán

DESDE QUE tenía tres años de edad, quería ser un doctor en medicina. Nací en 1962 en Manhattan y crecí en el Bronx, y en ese entonces los obstetras acostumbraban encargarse de los niños durante los primeros años. Ellos llevaban a cabo las visitas de cuidados preventivos para niños y administraban las vacunas, etcétera. Pero llegó el momento en que, a una edad muy temprana, desarrollé TEPT. Mi mamá estaba llevándome al consultorio del médico y en el instante que yo veía la cuadra de la calle o algo que reconociera, comenzaba a gritar. No quería llegar allí. Y nuestro obstetra no daba citas, era por orden de llegada. Él tenía una lista, las mamás colocaban sus nombres en la lista, y uno tenía que estar allá durante horas. Era ridículo. Pero gracias a mi resistencia continua, llegó el momento en que este doctor le dijo a mi mamá, "Mire, va a tener que buscar un pediatra. Ya no puedo continuar más con esto (se refería a mis ataques)."

"¿A quién me recomienda?" preguntó ella.

"Hay un Doctor Romero, un pediatra con el que trabajo en el hospital," dijo él. "Cuando yo atiendo los partos, él está allá para encargarse de ellos. Quizás usted quiera intentar con él." Y resultó que ese medico era primo lejano de un amigo de nuestra familia, entonces fuimos a su consultorio. Como el consultorio era nuevo para mí, no me fue tan traumático, pero tan pronto como entramos al verdadero consultorio, con los paisajes conocidos, los olores, la mesa de examen, el estetoscopio y el equipo médico que me era familiar allí, me puse nervioso, y comencé a llorar. Cada uno de mis padres estaba a un lado mío y él estaba frente a mí. Mis padres estaban tratando de consolarme.

"Déjenlo solo," dijo el Doctor Romero.

En verdad, eso era extraño para mí, porque cuando yo iba a otro profesional de la salud, siempre decían: "¡Sujétenlo!".

Cuando este nuevo doctor dijo esto, captó mi atención. Hmm, pensé, Aquí hay algo. ¡Esto es diferente! A los tres años de edad uno no puede dar significados auténticos a las cosas, pero fue como si algo nuevo y diferente acabara de suceder. Entonces, él dijo las palabras mágicas.

"Examíname," dijo.

Colocó el otoscopio[1] en una de mis manos y el depresor de lengua en mi otra mano. Se puso en cuclillas y de nuevo dijo, "Examíname."

Entonces, mis padres dijeron, "¡adelante, examínalo!" Y entonces me conecté, justamente allí. De hecho, en el instante en que sentí esos instrumentos en mis manos, hubo algún tipo de memoria celular. Esto es familiar para mí, pensé, es cómodo. Y eso fue todo, desde ese momento en adelante supe que iba a ser un doctor en medicina.

Tomaría el largo camino.

A los cinco años de edad desarrollé alergias muy graves y tuve que ir al consultorio del Doctor Romero todas las semanas para que me pusieran una vacuna en cada brazo. Me presentaba con mi mamá y nos sentábamos allí y esperábamos hasta que él nos hacía pasar, me aplicaba mis vacunas, y nos marchábamos. No había llanto, no más drama, nada. A los 15 años de edad tomé un curso de enfermero auxiliar mientras estaba en la escuela secundaria. Cuando cumplí los 16, trabajé como enfermero auxiliar en unas instalaciones de vivienda asistida (hogar de ancianos). Me transferí al Florida Hospital y trabajé como enfermero auxiliar de transporte en el departamento de rayos X; luego nuevamente en 1984 trabajé como enfermero auxiliar en la unidad de cuidados pos-anestesia (sala de recuperación). Y para ese entonces, yo era un técnico en emergencias médicas (TEM); entonces, había pasado de ser enfermero auxiliar a ser TEM, y de ser TEM me convertí en paramédico. De paramédico, me convertí en un técnico de laboratorio de cateterismo cardíaco. Luego, fui a la escuela de quiropráctica, y después a la facultad de medicina.

---

[1] Un instrumento para examinar el interior del oído, especialmente el tímpano, que esencialmente consiste en un lente magnificador (lupa) y una luz The American Heritage Stedman's Medical Dictionary

Inicialmente fui expuesto a los hechos relacionados con el cannabis en la facultad de medicina, en la clase de farmacología. Aprendimos mucho de los diferentes medicamentos, sus efectos secundarios, y así sucesivamente. Y fue allí que aprendí en los libros de farmacología que no había reacciones adversas al uso del cannabis y que técnicamente no había una dosis letal. Por lo tanto, la posibilidad y la probabilidad de adicción y de sobredosis eran inexistentes. Inclusive hoy tenemos discusiones acerca de cómo el cannabis crea una dependencia psicológica, pero no una dependencia fisiológica o adicción. Sea que usted se fume uno o diez porros (cigarrillos de marihuana), técnicamente, el efecto va a ser el mismo, al contrario de la cocaína o los opiáceos, donde uno tiene que aumentar la dosis constantemente. Ahí fue donde todo inició para mí, y después de la facultad de medicina, obtuve una maestría en manejos de sistemas de salud.

En el 2010, cuando el cannabis medicinal se volvió legal en el estado de Arizona, uno de mis muy buenos amigos se comunicó conmigo acerca de la posibilidad de trabajar juntos, y que yo fuera el director médico en el dispensario (facilidad donde se dispensa el cannabis medicinal). En Arizona, la ley establece que todo dispensario tiene que tener un M.D. (doctor en medicina o doctor "alopático") o D.O. (doctor osteopático) o naturópata (naturista) supervisando el dispensario. Todos estábamos listos para seguir adelante, pero en ese momento, estos amigos tenían un hijo adolescente, una o dos semanas mayor que mis hijas gemelas, y, debido a que ellos querían promover la abstinencia en cuanto a drogas recreativas, decidieron que el plan no iba a ser una cosa buena para ellos y tomaron la decisión de no seguir adelante.

Regresé al estado de la Florida en el 2009, comencé practicando medicina allí, y para finales de 2012 estaba comenzando a agotarme. Estaba en una práctica grupal, de guardia en la sala de emergencias (ER) cada otro día, donde hacía consultas, admitía y daba seguimiento a mis propios pacientes en un hospital comunitario en el Condado de Levy,

Florida. Yo era el director médico del mismo hospital comunitario y también era el director médico para una agencia de atención médica domiciliaria. Estaba en una práctica que tenía múltiples contratos de Organización para el Mantenimiento de la Salud (HMO) y todos los días teníamos no menos de 37 pacientes programados. La administración quería asegurarse de que atendiéramos al menos 30 pacientes por día, entonces, en el caso de que algún paciente no se presentara o hubiera cancelaciones, todavía podía "cumplir con la cuota."

En los últimos años, los médicos se han sentido notoriamente frustrados por estar sobrecargados de trabajo y también mal pagados por parte de la industria de los seguros, frecuentemente atendiendo al menos 25 pacientes por día solo para llegar al punto de equilibrio. Muchos experimentan agotamiento, el cual se define como una pérdida del entusiasmo por el trabajo, sentimientos de escepticismo, y una sensación baja de logro personal. De hecho, el agotamiento entre los médicos estadounidenses ha alcanzado un nivel crítico. En un informe reciente de Medscape, los porcentajes más altos de agotamiento ocurrieron en cuidados críticos (intensivos), urología, y medicina de emergencias, todos en un 55 por ciento. Medicina familiar y medicina interna siguen no muy lejos con un 54 por ciento. La encuesta de el 2015 publicada en el "Mayo Clinic Proceedings" comparó el agotamiento entre 2011 y 2014, y observó un incremento en el porcentaje de médicos que reportan al menos un síntoma de agotamiento, de 45,5 por ciento a 54,4 por ciento. En general, se estaba volviendo peor. Yo quería más que eso para mí y más para mis pacientes.

Entonces, en la primavera de 2014, vi unos anuncios en la televisión del abogado de la Florida, John Morgan con respecto a la Enmienda 2[2], los cuales despertaron de nuevo en mí todo ese deseo de buscar y administrar un remedio eficaz y libre de efectos colaterales para los pacientes. Comencé a aprender más acerca del cannabis medicinal. Compré el Manual del Cannabis ("Handbook of Cannabis") y abordé mi aprendizaje con la misma actitud que cuando estaba estudiando para mis exámenes de revalida. A medida que leía y estudiaba, asistía a seminarios presentados por la Florida Cannabis Coalition, e investigué médicos en Colorado y en Maine, y asistí a sus seminarios, todo esto como preparación para la eventual descriminalización del cannabis medicinal en la Florida.

Continué aprendiendo, estudiando y preparándome, y en el 2015, me inscribí y recibí la certificación del Departamento de Salud de Florida para recomendar CBD alto / THC bajo, en el Proyecto de Ley 1030 del Senado, también llamado la Ley de Cuidados Compasivos ("Compassionate Care Act"), con la esperanza de que me posicionaría en un lugar donde, gradualmente yo pudiera salir de cuidados primarios y hacer la transición a la práctica del cannabis medicinal. Con la certificación en el 2015, la aprobación de la Enmienda 2 en el 2016 y su entrada en vigor en el mes de enero de 2017, he evolucionado a un punto donde el 65 por ciento de mi práctica, aproximadamente, está dedicada a ver pacientes de Cuidados Compasivos y cannabis medicinal.

No hay (todavía) cobertura de seguros para la recomendación del cannabis medicinal; por lo tanto, es una práctica donde se usa el dinero efectivo. Los pacientes están agradecidos por obtener un "medicamento" que han añorado recibir durante años—de hecho, aún no he tenido un paciente que me pida insulina o "más pastillas," pero mis pacientes de cannabis medicinal siempre están ansiosos por

---

[2] La Iniciativa para la Legalización de la Marihuana Medicinal en Florida, también llamada "Enmienda 2," fue aprobada en la Florida el 8 de noviembre de 2016, aprobando el uso del cannabis para propósitos medicinales. Comentamos esto en mayor detalle durante todo el libro.

sus tarjetas de cannabis medicinal. Hay una gran satisfacción personal al proporcionar un servicio que se necesita desesperadamente y muy rara vez es proporcionado. Menos del uno por ciento de los 55.000 doctores de la Florida tienen licencias actualmente para ordenar cannabis medicinal. De acuerdo con la base de datos del estado, en el sur de Florida, aproximadamente 150 médicos tienen licencias. Pero inclusive aquellos que tienen una licencia están siendo cautelosos en cuanto a ordenar cannabis medicinal.

Podemos estar todos de acuerdo en que el número de personas que toman medicamentos para el dolor, tranquilizantes, píldoras para la ansiedad, y pastillas para dormir en este Estado es asombroso y los efectos colaterales son más peligrosos que el cannabis medicinal. Mi posición es que, si puedo tomar una persona que está moribunda y ayudarla a mejorar su bienestar, ayudarla a disfrutar la comida, ayudarla a disminuir los dolores de la muerte, entonces lo que estoy haciendo es una bendición, y en forma consistente así me lo han dicho los cientos de pacientes que estoy actualmente viendo de cannabis medicinal. Y todo esto sucede mientras se ayuda a la gente a vivir mejores vidas y a hacer que el mundo sea un mejor lugar.

Me hizo pensar en el Doctor Romero, el doctor de mi infancia quien había dado vuelta a la situación en el consultorio y me permitió examinarlo. Se trata de lo que funciona. Se trata de "no hacer daño." El Dr. Romero realmente era un ser humano increíble. De hecho, hace cuatro o cinco años estaba todavía haciendo su práctica en una clínica comunitaria en Harlem, Nueva York, como pediatra. Cuando llamé y me presenté al personal de su oficina, dije, "Hola, fui paciente del Dr. Romero cuando era niño y hasta que tuve 15 años. Ahora soy médico, y quisiera hablar con él y hacerle saber que él produjo un gran impacto en mi vida."

"Le dejaremos un mensaje," dijo ella.

"Le agradezco. Por simple curiosidad, ¿todavía él es un hombre alto y distinguido con una voz profunda?"

"Completamente," dijo ella.

"Él fue mi pediatra," dije, y seguí hablando sobre toda la gente que yo sabía él había servido en la Ciudad de Nueva York.

Hoy, soy un médico licenciado de cuidados primarios y soy un defensor del uso medicinal del cannabis en el estado de la Florida. Participé en la campaña United for Care durante las elecciones de 2014 y 2016 en la Florida. He realizado el curso de ocho horas requerido por el estado sobre la recomendación del cannabis con CBD alto:THC bajo, para uso medicinal. He realizado el curso de dos horas para ser director médico. He tomado el curso de dos horas sobre la recomendación del cannabis con CBD alto:THC bajo, y cannabis medicinal. He recomendado cannabis con THC bajo y medicinal, hasta cuando estoy escribiendo este libro, a más de 1.000 pacientes. Fui el primero en la Florida Central en recomendar, en el verano de 2016, cannabis con THC bajo:CBD alto, y en el otoño de 2016, el primero en recomendar 1:1 (THC:CBD) en la Florida para un niño en estado terminal. Creo que podría decirse que soy un pionero. Tengo las cicatrices para probarlo, y los pacientes felices.

Pero, más que tratarse de mí, de la ley, o inclusive del cannabis medicinal, este libro más bien trata acerca de la esperanza. Lo escribí porque quiero mostrarles a ustedes en términos muy sencillos por qué y cómo funciona el cannabis medicinal, y desde mi propia experiencia como médico en ejercicio, cómo éste podría ayudarle. Cuando usted pueda ver eso, verá el porqué he decidido tomar el camino más difícil en la medicina convencional, porqué he escogido tomar las hondas de un pionero en este campo. Pero no puedo hacer eso hasta que hagamos referencia al menos a algunas de las preocupaciones que usted podría tener acerca de la "marihuana medicinal," muchas de las cuales simplemente son creadas de la nada, creadas del temor e ignorancia sin tener base en algún hecho histórico, por una base política e incluso racista. Podría sorprenderse.

¿Es usted o algún ser amado un paciente potencial para cannabis y no sabe si su condición lo califica para el cannabis medicinal bajo las leyes de la Florida? ¿Tiene usted preguntas acerca de lo que los médicos pueden y no pueden hacer en el Estado de la Florida cuando se trata de la marihuana medicinal? ¿Tiene preguntas sobre lo que es el cannabis medicinal, las formas en que está disponible, el estado de legalidad en la Florida, o si hay beneficios y efectos colaterales de los cuales usted no está consciente?

¿Se está preguntando cómo funciona todo el proceso?

Comencemos con la palabra misma, "marihuana." Muy probablemente no significa lo que usted piensa que significa.

"En términos médicos estrictos, la marihuana es más segura que muchos alimentos que consumimos comúnmente. Por ejemplo, comer 10 papas crudas puede resultar en una respuesta tóxica. En comparación, es físicamente imposible comer suficiente marihuana para inducir la muerte. La marihuana en su forma natural es una de las sustancias activas terapéuticamente más seguras conocidas por el hombre. Por cualquier medida de análisis racional, la marihuana puede ser usada en forma segura dentro de la rutina supervisada de la atención médica."

—HONORABLE FRANCIS YOUNG
Juez de Derecho Administrativo de la DEA
Fallo en el asunto de "Marijuana Rescheduling Petition," (Petición de Reprogramación de la Marihuana)
6 de septiembre de 1988

PARTE I: CONTROVERSIA

[1] Locura por La Marihuana
("Reefer Madness")

"Toda publicidad / propaganda tiene que ser popular y tiene que acomodarse para el entendimiento del menos inteligente de aquellos a quienes pretende alcanzar."

—ADOLFO HITLER
Líder del Partido Nazi (desde 1920/21), Canciller y Líder ("Führer") de Alemania (1933–45)

EN SU PRIMER día en el cargo, el 12 de agosto de 1930, Harry J. Anslinger tuvo un problema. Estaba acostumbrado a la notoriedad y era ambicioso. Nacido en 1892 dentro de la moralidad severa de la era Victoriana, a la edad de 23 años se había hecho un nombre por sí mismo como un investigador joven para el "Pensilvania Railroad". Había demostrado que la reclamación de un viudo por 50.000 dólares era un fraude, ahorrando miles a la compañía, haciendo un nombre para él mismo, y ganándose una promoción a capitán de la policía del ferrocarril. Luego viajó por el mundo con varias organizaciones militares y policíacas y volvió a los Estados Unidos en 1929 como comisionado asistente en la Oficina de Prohibiciones del Departamento del Tesoro. Durante la prohibición, Anslinger parecía no tener queja alguna contra el cannabis, afirmando que no era perjudicial ni incitaba a la violencia. Pero la guerra contra el alcohol estaba fracasando, y el Departamento de Prohibiciones, el cual estaba a su cargo, se estaba convirtiendo en obsoleto.

Entonces, en 1930 cuando fue nombrado primer comisionado de la Oficina Federal de Narcóticos por el tío de su esposa, supo que necesitaba una causa. Y durante los siguientes siete años—lo cual coincidió con el auge de los imperios DuPont (químico) y Hearst (medios de comunicación)—Anslinger había decidido, ostensiblemente, que la misión de su nueva agencia sería la supresión del cannabis (con frecuencia llamado "cáñamo indio" en documentos del gobierno hasta la década de los años 1940). Haría que la Oficina—y él mismo—fuera importante de nuevo. Y lo hizo. Durante los 30 años siguientes, estableció las oficinas principales globales para la "guerra contra las drogas," un esfuerzo que actualmente consume más de 51 mil millones de dólares cada año solo en los Estados Unidos.

HASTA 1910 la palabra "marijuana" no había sido usada ampliamente en los Estados Unidos. En cambio, se usaba "cannabis", y generalmente en referencia a medicinas y remedios para dolencias comunes. Las compañías farmacéuticas también incluían el cannabis y sus extractos en ciertas medicinas. Pero lo que era popular entre las elites estadounidenses (especialmente las elites literarias) era el hashish (hachís), una resina extraída del cannabis que tiene ingredientes psicoactivos. Comenzando en 1910 (y hasta

1920, los años de la Revolución Mexicana), casi un millón de mexicanos inmigraron de forma legal a los Estados Unidos, refugiándose de la devastación de la guerra y expandiendo la popularidad del cannabis como una forma de cigarrillo recreativo. La primera resistencia llegó en un proyecto de ley de 1913 que criminalizaba el cultivo de la "hierba loca" ("locoweed") en California, con el apoyo de la Junta de Farmacia—no como un esfuerzo para prohibirla, sino más bien en un esfuerzo para regular los opiáceos y los fármacos.

Los Estados Unidos entonces entraron de lleno en la Gran Depresión, cuando los trabajos se convirtieron en algo peligrosamente excepcional. Muchos (principalmente blancos) comenzaban a resentir el gran número de inmigrantes y minorías en el país en la lucha por trabajos, y muchos comenzaban a resentir el auge del jazz y otros cambios culturales y asociaban el fumar cannabis con corrupción tanto de la mente como del cuerpo.

El auge de la palabra, "marijuana" todavía se discute hoy, pero algunas teorías incluyen su invención como una palabra despectiva racial contra los mexicanos y otros inmigrantes de esos días, derivada ya sea del término mexicano-español "marihuana" (con "h") el cual puede derivarse del Azteca "mallihuan," que significa "prisionero," o del chino "ma ren hua," que significa "flor de la semilla de cáñamo" ("hemp seed flower") o posiblemente del español "mejorana" o inglés "marjoram," que significa orégano. La asociación con el nombre personal "Mary Jane" es probablemente folclore.

"Marijuana," con "j" es una versión americanizada de la palabra y aumentó su uso en la década de los años 1930, un período plagado de nueva popularidad y discusión sobre el uso de la sustancia, tanto es así que esta fue la palabra usada a medida que se aprobaban nuevas leyes y se presionaba con nueva propaganda para asociar el cannabis con las clases bajas.

Uno de los individuos más comprometido en crear un estigma alrededor del cannabis en la década de los años 1930 y más allá fue, por supuesto, Harry Anslinger. Como parte de la campaña que comenzó para estigmatizar y "racializar" la planta para audiencias en su mayoría blancas, Anslinger colocó mensajes en teatros de cine por todo el país. Inclusive, hizo la siguiente declaración ante el Congreso in 1937:

> La "Marijuana es la droga que causa más violencia en la historia de la humanidad ... La mayoría (de los fumadores de marijuana) son negros, hispanos, filipinos, y artistas del entretenimiento. Su música satánica, jazz y swing, resultan del uso de la marijuana. Esta marijuana hace que las mujeres blancas busquen relaciones sexuales con negros, artistas del entretenimiento, y cualesquiera otros."

También es famoso por la siguiente declaración, que ahora es impensable:

> "La marihuana ("reefer") hace que los negritos piensen que son tan buenos como los hombres blancos ... la razón principal para declarar ilegal la marihuana es el efecto que tiene sobre las razas degeneradas."

Anslinger también jugó un papel en la creación de aquella pieza publicitaria ahora ridícula pero crucial, Locura por la Marihuana ("Reefer Madness"), filmada en 1936 y lanzada en 1938, la cual representa la tragedia y locura que recae sobre adolescentes confundidos atraídos al uso de la marihuana. Todo el tiempo, el uso de un término "que suene extranjero" para el cannabis parece, en forma clara, haber aprovechado intencionalmente la xenofobia de la época. Vean este material promocional de "Locura por la Marihuana" ("Reefer Madness"):

"PRÓLOGO: El largometraje que está a punto de ver podrá sobresaltarlo. No hubiera sido posible, de otra forma, enfatizar suficientemente el aterrador costo de la amenaza de la nueva droga que está destruyendo la juventud de los Estados Unidos en cifras alarmantemente crecientes. La Marihuana es esa droga – un narcótico violento – un flagelo indescriptible – ¡El Enemigo Público Número Uno Real! Su primer efecto es una risa repentina, violenta, incontrolable; luego vienen alucinaciones peligrosas – el espacio se amplía – el tiempo se hace más lento, casi permanece fijo ... luego vienen ideas fijas, encarnando extravagancias monstruosas – seguidas por perturbaciones emocionales, una total incapacidad para dirigir pensamientos, la pérdida de toda potestad para resistir emociones físicas... llevando finalmente a actos de violencia impactantes... que generalmente terminan en locura incurable. Al representar sus efectos que destruyen el alma ningún intento se hizo para equivocarse. Las escenas e incidentes, aunque han sido hechas como ficción para efectos de esta historia, están basadas en investigación real de los resultados de la adicción a la Marihuana. Si su cruda realidad lo hace pensar, lo hace consciente de que algo debe hacerse para borrar esta horrenda amenaza, entonces la película no habrá fracasado en su propósito ... ¡Porque después la espantosa Marihuana podrá estar yendo por su hijo o hija ... o los suyos ... o LOS SUYOS!"

Hoy "Locura por la Marihuana" – (Reefer Madness) se conoce universalmente como una propaganda clásica, exageración ridícula, pero tuvo un efecto duradero; creó un estigma o al menos una duda que hoy todavía existe en varios grados y lugares. La película sugiere que el uso del cannabis—que hasta los años recientes había sido medicinal principalmente—lleva a cualquier cantidad de calamidades:

- Incidentes de accidente con fuga
- Homicidio sin premeditación
- Suicidio
- Violación
- Alucinaciones
- Locura

Locura por la Marihuana ("Reefer Madness") fue financiada originalmente por un grupo de la iglesia y titulada Dile a tus Hijos ("Tell Your Children") pero fue descubierta y comprada por el productor Dwain Esper, y luego distribuida como cine de explotación. Hoy ha ganado nueva popularidad, como sátira.

MIENTRAS HARRY ANSLINGER continuaba con su guerra sin cuartel contra el cannabis durante treinta años, su primera gran victoria llegó con la aprobación de la Ley de Impuestos a la Marihuana de 1937 ("Marihuana Tax Act of 1937"). Fue el primer gran paso para completar la prohibición e hizo que fuera un delito el cultivo y uso del cannabis en todos los Estados Unidos. Anslinger jugó un papel importante en el Departamento de Prohibición. El historiador David Courtwright a través de una solicitud de la Ley de Libertad de Información, encontró que unos informes de los años 1920 que afirmaban una disminución en el uso de drogas gracias a la guerra contra las drogas, habían sido fabricados, y el mismo admitió en un memorando privado que las "cifras fueron inventadas." No obstante, él usó estas fabricaciones para ampliar la guerra contra las drogas para que incluyera el cannabis.

Independientemente de sus creencias internas, Harry Anslinger utilizó claramente el racismo para satanizar al cannabis, y mintió para ajustarse a su causa y glorificar su posición e importancia.

Y la ahora infame "guerra contra las drogas" estaba oficialmente en camino. Años más tarde, parecería la oportunidad política perfecta, y sería ampliada por otro funcionario político, uno que terminó su carrera política en desgracia.

[2] TRICKY DICK

"En nuestra era, no existe cosa alguna como 'mantenerse fuera de la política.' Todo asunto es un asunto político, y la política mis[3]ma es una masa de mentiras, evasiones, insensatez, odio y esquizofrenia."

—GEORGE ORWELL
Futurista autor de 1984 y Granja de Animales ("Animal Farm")

DE UNA GRABACIÓN del Presidente Richard Nixon al H.R. "Bob" Haldeman, Oficina Oval, 26 de mayo de 1971, 10:03 a.m.:

---

[3] Durante su campaña de 1950 para el Senado de los Estados Unidos, Richard Nixon era llamado por su oposición como "Tricky Dick" debido a las supuestas tácticas sucias de campaña (Gellman, Irwin (1999). The Contender. Nueva York: The Free Press.)

NIXON: "Ahora, esto es algo que quiero. Quiero una maldita declaración fuerte sobre la marihuana.

¿Puedo conseguir eso de este hijo de puta, eh, Consejo Nacional?"

HALDEMAN: "Seguro."

NIXON: "Quiero decir una sobre la marihuana que simplemente les arranque el culo. Veo otra cosa en el resumen de noticias esta mañana acerca de ella. Sabe, es algo gracioso, cada uno de los bastardos que están a favor de legalizar la marihuana son judíos. ¿Cristo, que le pasa a los judíos?, Bob, ¿qué es lo que les pasa? Supongo que es porque la mayoría de ellos son psiquiatras, usted sabe, hay demasiados, todos los grandes psiquiatras son judíos. Por Dios vamos a golpear esta cosa de la marihuana y quiero golpearla justo en la vagina, quiero encontrar una forma de poner más en eso…"

HALDEMAN: "Mm hmm, sí."

NIXON: Quiero golpearla, en contra de la legalización y todo ese tipo de cosas."

QUIZÁS RICHARD NIXON, así como Harry Anslinger, tenían algo que probar. Ciertamente, sus biografías lo sugieren. Aunque la guerra contra el cannabis puede haber sido eficazmente desatada en 1937, Nixon la revivió y amplió en el 1972. En vez de culpar a los mexicanos y "negritos", en esta ocasión, fueron a los homosexuales, judíos y comunistas. Eso fue a pesar de la comisión presidencial nombrada por Nixon que recomendó que el cannabis no fuera ni un delito estatal ni federal, y a pesar de las opiniones de asesores cercanos en el mismo sentido. Nixon simplemente los desautorizó, de acuerdo con transcripciones desclasificadas recientemente reveladas de conversaciones grabadas de la Oficina Oval entre 1971 y 1972.

En 1970 el Congreso aprobó la Ley de Sustancias Controladas, la cual etiquetó temporalmente al cannabis como una sustancia del Programa I ("Schedule I")— definida como una droga ilegal que no tiene valor médico. Al mismo tiempo, el Congreso admitió que ellos conocían muy poco acerca del cannabis para hacer que la designación fuera permanente, entonces crearon una comisión presidencial para examinar el cannabis y hacer recomendaciones para política de largo plazo. Nixon nombró miembros con inclinación antidrogas, incluyendo al antiguo gobernador de Pennsylvania, Raymond Shafer. La Comisión Nacional sobre Marihuana y Abuso de Drogas, conocida como la "Comisión Shafer", abordó lo que sería el proyecto de investigación más completo sobre cannabis llevado a cabo en toda la historia del Gobierno Federal[4].

A pesar de las inclinaciones iniciales de la Comisión, ellos comenzaron a considerar la legalización del cannabis. Nixon no tenía nada de ello, y unos meses antes de que la Comisión fuera a emitir su reporte, Nixon los denunció y denunció su investigación, lo cual llevó a una reunión entre Shafer y Nixon. En esa reunión, Nixon exigió que la Comisión tomara una fuerte postura anti-cannabis. Shafer le afirmó a Nixon que él no apoyaba la legalización, aunque algunos miembros sí. Nixon y Shafer también discutieron la posibilidad de que Shafer fuera nombrado a un cargo de juez (judicatura) federal.

Pero la Comisión no cedió. En su lugar, recomendó un curso para aclarar la "desinformación" alrededor del cannabis, y trató de "desmitologizar" (desmitificar) el cannabis, y concluyó que el cannabis no causaba una variedad de cosas de las cuales se le acusaba previamente, como:

---

[4] Con pocas excepciones, tales como en la excepcional investigación sobre cannabis ordenada por el gobierno federal en los Estados Unidos, la habilidad para investigar cannabis está casi completamente impedida por su clasificación como una sustancia de Programa I ("Schedule I"). Cuando nos referimos a investigación en este libro y en la expansión de investigación, normalmente está ocurriendo fuera de los Estados Unidos.

- Inducir al delito
- Inducir al uso de drogas más fuertes
- Provocar agresión
- Causar anomalías físicas o mentales La comisión declaró:

"El potencial relativo de la marihuana para hacer daño a la amplia mayoría de usuarios individuales y su impacto real sobre la sociedad no justifica una política social que sea diseñada para buscar y castigar firmemente a aquellos que la usan."

Y recomendaron la descriminalización de la "posesión o transferencia sin fines de lucro" del cannabis.

De nuevo, Nixon no tenía nada de ello. Procedió entonces en una "guerra sin cuartel" contra el cannabis durante toda la temporada política de 1972. Amontonó el cannabis junto con los otros males que él buscaba derrotar, incluyendo, "homosexualismo, hierba (marihuana) e inmoralidad en general." En el transcurso de un año las detenciones relacionadas con "marihuana" aumentaron por encima del 30 por ciento, de 128.000 a 420.700. Supongo que cuando la política y los prejuicios eran la prioridad, Nixon simplemente ignoraba a los expertos.

Hoy, 650.000 personas son arrestadas cada año por posesión de cannabis solo en los Estados Unidos—750.000 arrestos si se incluyen otros delitos como el tráfico. Y después de casi un siglo de esta costosa "guerra contra las drogas" que podía servir a ciertas conveniencias políticas, nuestras prisiones se agrandan, y nuestra sociedad se hunde más profundamente en problemas sociales y delitos relacionados con las drogas. Sin embargo, la adicción rampante hoy no es un problema del cannabis, sino más bien un problema de los medicamentos controlados recetados. Parece que el cannabis ha sido olvidado o abandonado en la combinación, pues todavía hoy está etiquetado erróneamente como un medicamento del Programa 1 ("Schedule 1"). Pero eso parece estar cambiando y muy rápidamente.

[3] GRAN MEDICINA

"La verdad es incontrovertible. La malicia podrá atacarla, la ignorancia podrá ridiculizarla, pero al final, ahí está."

—WINSTON CHURCHILL
Estadista, Orador, Autor, y Primer Ministro Británico
(1940–45, 1951–55)

IMAGINE LA AMENAZA FINANCIERA para las Grandes Farmacéuticas que suscita una "hierba" (literalmente, crece así de fácil) que ellas no pueden controlar. Estarían tan entusiasmadas como las Grandes Petroleras si alguien introdujera una tecnología que permitiera a los vehículos moverse con agua. Pero la mayoría de la gente simplemente se suma con total confianza en el gobierno y la FDA (Food and Drug Administration o Administración de Alimentos y Drogas), y no hacen su propio estudio. Sobre la marcha, confirman esas opiniones negativas del cannabis por la presencia de "hippies fumadores de hierba," pero el hecho es que las Grandes Farmacéuticas tienen tentáculos en las facultades de medicina y en la economía de la investigación, así como en el cuidado de la salud, y la gente sufre innecesariamente como resultado de estos intereses adquiridos.

Las facultades de medicina hoy son completamente subsidiadas por "las Grandes Farmacéuticas," y no está dentro de los intereses de las Grandes Farmacéuticas tener una cura totalmente natural, libre de efectos secundarios para algunas de las cosas cuyos síntomas ellos tratan, a expensas de los pacientes. En la facultad de medicina, se supone que usted debe aprender los nombres genéricos de las sustancias y usarlos para evitar parcialidades. Sin embargo, nadie pide un "pañuelo facial," piden un Kleenex. Nadie pide "cinta transparente," piden Scotch Tape—Es un asunto de familiaridad y de marcas. Entonces, aunque usted está siendo entrenado para usar los nombres genéricos de los medicamentos, los nombres de marca son más pegadizos y más fáciles de recordar.

Esto garantiza que una vez los estudiantes se gradúan, es mas probable que usen los nombres de marca. Las grandes empresas farmacéuticas, usualmente, se involucran en una facultad de medicina y en la capacitación de los nuevos doctores mediante la donación de equipos, libros, y otras cosas. Cuando yo estaba en entrenamiento, ellas solían venir y nos daban libros o nos invitaban a (o nos traían) almuerzos o cenas "educativas", en donde, por supuesto, promovían sus medicamentos. Ellas pagaban por estudios de investigación o se asociaban con la institución educativa en los estudios clínicos porque eso trae dinero a la institución, al igual que prestigio.

Desde los años 1900, hasta los años 1950 e inclusive los 1960, hubo medicamentos que incluían el cannabis. Las Grandes Farmacéuticas usaban el cannabis como medicina.

Pero a comienzos de los años 1970, nuestro presidente en ese entonces, el Sr. Richard Nixon, tenía una hija que era una gran "fumadora de cannabis (pothead)." Como hemos visto, al igual que Harry Anslinger antes de él, Nixon habló de los hispanos y los negros como peligrosos "usuarios de marihuana", pero Nixon también habló de los "judíos" en ese contexto. Hay grabaciones y documentos reales que prueban todo esto. Hemos visto algunos de los fragmentos, hasta ahora, en este corto libro.

Como resultado de incentivos políticos y económicos, hoy la Junta de Medicina y la Junta de Medicina Osteopática desaprueban cualquier cosa que no sea lo que ellos consideran "medicina convencional," y eso incluye el uso del cannabis, los suplementos, las hormonas bioidénticas, e inclusive el agua, porque una vez más, no hay dinero para ellos en ninguno de estos. Pero los doctores deben aprender sobre los remedios naturales al igual que los sintéticos. El cannabis está en el mismo barco que la nutrición, los suplementos, y otros remedios naturales, y, de hecho, es ampliamente desestimado como remedio.

Mientras esté clasificado como una droga ilícita del "Programa 1", legalmente no se pueden hacer investigaciones (en los Estados Unidos a menos que se otorgue una excepción específica) sobre la eficacia y aplicaciones del cannabis como medicina, con pocas excepciones. De hecho, realmente no existe "investigación" en los Estados Unidos hoy. La investigación que ocurre aquí se da porque hay una ganancia financiera que va a ser lograda por alguien. Si yo puedo hacer una estudio de investigación y demuestro que comer azúcar—cierta barra de dulce, por ejemplo—cura el cáncer, ¿de quién supone usted que voy a obtener apoyo? La industria azucarera, por supuesto. Entonces, está basado en quién va a poder ganar la mayor cantidad de dinero. Es un arreglo horrible, y está extendido.

Y no es solo el cannabis. Usted podría preguntarse por qué la mayoría de doctores, cuando se les presenta su dolencia, no incluyen también al menos una prescripción de nutrición. La mayoría de las facultades de medicina no ofrecen siquiera un curso de nutrición. Siempre se nos dice, "Antes de iniciar cualquier programa de ejercicios o suplemento, consulte a su médico." Esto se hace para evitar responsabilidades por parte del proveedor de los suplementos.

Cuando se nos confronta con mentiras u omisiones grandes, primero tenemos que sospechar que hay algo falso o que hace falta, y luego, habiendo verificado eso, ayuda el entender el "motivo, medio, y oportunidad" que hay detrás de la información falsa u omitida, y encontrar lo que realmente es verdad. No puedo pensar en algún tema donde esto sea más importante, relevante, e inmediato, que cuando se trata de nuestra salud. En la sección siguiente, (quizás de una vez por todas) aclararemos la naturaleza de la planta de cannabis y veremos porqué funciona tan bien, hasta donde lo entendemos hoy. Pero primero, podría haber algunas barreras adicionales para que usted "le dé una oportunidad al cannabis," barreras contra las que me estrello todo el tiempo.

[4] Estigmas

JUEZ: "Tienen los acusados algo que decir a su favor antes de que la corte dicte sentencia?"

LEO BLOOM (representado por Gene Wilder, se para): "Quisiera decir algo su señoría, no a mi favor sino en referencia a mi socio, Sr. Bialystock."

JUDGE: "Proceda."

LEO BLOOM: "Su señoría, damas y caballeros del jurado, Max Bialystock es el hombre más egoísta que he conocido en mi vida."

MAX BIALYSTOCK (representado por Zero Mostel): (toca a Leo y susurra) "No me ayude!"

—LOS PRODUCTORES ("THE PRODUCERS")
(1968)
Película de Mel Brooks

Q UIZÁS EN UNA nota más ligera, pero no menos seria si estos son aspectos que lo han ralentizado o le han impedido buscar los beneficios que tendría el cannabis medicinal, hay varios estigmas sociales que quisiera tratar brevemente antes de que discutamos los aspectos más serios del asunto del cannabis—lo que se requiere para ser un doctor en medicina que busque todos los remedios disponibles e idealmente naturales para sus pacientes, el cómo funciona realmente el cannabis en el cuerpo humano, y lo que usted hace para convertirse en un paciente médico supervisado en forma adecuada para quien está recomendado el cannabis.

En las películas y en la cultura pop, frecuentemente se hacen chistes sobre eso en ciertos estados donde el cannabis medicinal está legalizado, la gente, con la cooperación de los doctores, puede obtener diagnósticos tales como "calambre del escritor" e insomnio; inclusive si realmente no sufren de esas cosas para poder "obtener una tarjeta médica", poder visitar dispensarios (algunos que muy especialmente venden productos de tabaco) y comprar la planta que realmente usan para propósitos recreativos. Para la gente que solo está curiosa en cuanto a los beneficios del cannabis, esto puede ser muy "desalentador", y esta representación es perjudicial para la causa del cannabis como verdadera medicina. Primero, el cannabis, sí es un tratamiento efectivo para el insomnio y malestares menos severos que aquellas enfermedades terminales detalladas en las leyes actuales de la Florida, y segundo, esto hace que todo el asunto parezca como un disfraz para que los "fumadores de hierba" obtengan legalmente cannabis para recreación.

Es cierto, algunos irán a un médico intentando asegurar cannabis medicinal legal para uso recreativo, pero nosotros rápidamente sacamos a estas personas del consultorio. Tenemos un proceso de análisis muy estricto y todos los pacientes son bien investigados antes de entrar. De hecho, hemos implementados algunos protocolos de seguridad sencillos que hacen que el proceso sea seguro y firme, y mantienen el producto a disponibilidad de aquellos que verdaderamente lo necesitan.

Otro mito es que cualquiera que esté abierto al uso del cannabis, sin duda, tiene que usar camisetas con teñido anudado (tie dye) e ir a "festivales de hierba". Será un día frio en el infierno el día que usted me vea con una camiseta de teñido anudado, pero tengo que confesar que realmente sí tengo una. Tengo un vestido particular que es blancuzco y 100 por ciento hecho de lino. Un día tuve tres presentaciones y estaba bastante exhausto. Ya había hecho dos, que fueron mesas redondas, y para la tercera, iba a estar en el escenario como el orador principal en un evento. Entre las dos sesiones de la mañana y la sesión de la tarde, estaba pasando por todas las mesas de exhibición y me topé con Chris Williams. Es dueño de una compañía llamada "Sunshine Cannabis" y ha acaparado el mercado con camisetas teñidas y gorras. Me vio pasando por allí, y soy bastante conocido en ese escenario, y comenzó a gritar, "¡Dr. Rosado!¡Venga acá, venga acá!"

"¿Qué pasa, Chris?"

"¡Ese vestido! Hoy me iba a poner un vestido de lino, pero no hay ninguna forma de que yo fuera a tener ese éxito como usted. Oí que usted iba a estar usando el suyo,

¡entonces tengo una camiseta para usted!" "Bien," dije.

El púrpura es el color de concientización para la epilepsia, y por esa razón tenía un vestido blanco con una camiseta púrpura. Chris me dio una camiseta teñida púrpura para que usara, junto con un sombrero blanco que tiene unas letras purpura, y dijo, "Cuando termine su presentación, después de hablar, quiero que vaya detrás de las cortinas, se ponga la camiseta y el sombrero, y nos tomemos una fotografía."

"Seguro," dije. "Lo promocionaré de esa manera, no hay problema." Y esa fue la única vez en mi vida que he usado una camiseta teñida. Otro mito disipado.

Y contrario a lo que la Junta de Medicina podría decir de los "doctores de hierba," tampoco hice esto por dinero. Es correcto decir que soy un pionero en el campo de la marihuana medicinal. Esta es una era de pioneros en cannabis medicinal, en todos los Estados Unidos. Tengo las cicatrices que lo prueban, y continúo peleando, tanto en mi vida profesional como en mi vida personal por esta causa. Para divertirme, el cannabis no es mi "medicamento preferido." Como la mayoría de gente, lo probé en la escuela secundaria. No me hizo nada, entonces nunca participé. Y eso fue todo, recreacionalmente, estuve listo.

¡Todo mi trabajo en este campo no solo es un frente para obtener la legalización de la marihuana recreativa! De hecho, como esa es mi posición, porque no es una droga que yo uso por recreación, muchas personas no vienen a verme. "¿Cómo puedo confiar en alguien que no participa?" preguntarán. Pero al igual que en otros campos de la medicina, debido a queno participo recreacionalmente, eso no me excluye de ver los atributos medicinales del cannabis y recomendarlo. Hay doctores, por ejemplo, que sus esposas no pueden quedar embarazadas y tener hijos, pero eso no los imposibilita para encargarse de mujeres embarazadas.

Vengo del lado de la ciencia. Sí, soy un defensor, pero, primero, soy un médico. Por tanto, siempre voy a estar buscando el ángulo médico en lugar del ángulo recreativo. Mi participación es puramente medicinal. He llegado donde estoy mediante un estudio de los hechos. En última instancia, llegué al entendimiento profesional que tengo del cannabis por medio de revistas médicas y otros hechos. Desde un principio, estuve vinculado con amigos e individuos que se estaban moviendo en la dirección de ser defensores y recomendar cannabis. Dadas las dificultades de ocupar ese espacio profesionalmente, la mayoría de ellos entonces decidieron no ir en esa dirección. No obstante, tuvieron un gran impacto en mí. Me dejaron con la intención de investigar y aprender más. El genio estaba fuera de la botella.

Los doctores convencionales son cautelosos para recomendar el cannabis medicinal por varias razones—está prohibido por los gobiernos federales, por ejemplo, y hay poca investigación sobre la efectividad de la droga para tratar ciertas condiciones médicas (principalmente gracias a la designación inapropiada de no tener un valor medicinal). Se preocupan por la responsabilidad y las demandas legales. Debido a esa ilegalidad a nivel federal, las licencias médicas de los doctores podrían estar en riesgo. En algunos casos, realmente los doctores están siendo desalentados por su hospital u otro empleador para que no hablen a los pacientes sobre los beneficios del cannabis medicinal, y mucho menos recomendarlo. Sin embargo, todos hacemos un juramento para no hacer daño (y el cannabis es virtualmente libre de efectos secundarios), y mi mandato como médico es ayudar, como quiera, eso se pueda lograr.

Quizás el discutir mis dificultades profesionales ayudará a comprometernos. Me ha bloqueado PayPal. Normalmente, las páginas Web son bloqueadas si ellas comentan sobre el cannabis. No estamos en la tierra de los libres y el hogar de los valientes (como dice el himno nacional estadounidense). Si usted trabaja para el estado o está en unas instalaciones subsidiadas por el gobierno tales como una biblioteca, ellos están censurando el contenido al que usted puede tener acceso en el WiFi de ellos, por ejemplo. Muchos doctores comienzan a recorrer este camino viendo los beneficios, pero los disuaden las dificultades, prejuicios, reacción violenta y estigma que encuentran en todo el camino. Se requiere valentía para ser un "doctor de cannabis," aunque en muchos casos es el mejor, y más beneficioso, tratamiento.

"Creo que una política federal que prohíba a los médicos aliviar el sufrimiento mediante la prescripción de marihuana para pacientes seriamente enfermos es equivocada, opresiva, e inhumana… El gobierno debe cambiar el estatus de la marihuana de ser una droga de Programa 1 ("Schedule 1") (considerada como potencialmente adictiva y sin una utilización médica actual) a ser una droga del Programa 2 ("Schedule 2") (potencialmente adictiva, pero con alguna utilización médica aceptada) y regularla, por consiguiente."

−JEROME P. KASSIRER, MD
(Antiguo) Editor, New England Journal of Medicine
"Federal Foolishness and Marijuana," (Tontería Federal y la Marihuana) Editorial del 30 de enero de 1997

PARTE II: CIENCIA

[5] QUÉ ES CANNABIS?

"La marihuana no es diferente al vino. Es una droga de preferencia. Tiene el propósito de alterar su estado actual, y eso no es algo malo. Es ridículo que la marihuana aún sea ilegal. Todavía estamos luchando por ella."

—BRYAN CRANSTON
Actor, Productor, Director y Guionista Estadounidense

ENTONCES, SI EL CANNABIS no es la decadencia de la humanidad, ¿qué es? Es una planta que se presenta en la naturaleza; es una hierba. Ciertamente crece como hierba. Pero no lo crean porque yo lo digo. Hay demasiado y muchos que empañan el tema; paremos por un minuto y veamos algunas definiciones:

"**Una planta** alta con un tallo rígido y vertical, hojas dentadas divididas, y pelos glandulares. Se utiliza para producir fibra de cáñamo y como una droga." (negrilla añadida)

—OXFORD DICTIONARIES

"El cannabis es un **género de plantas** de flores en la familia Cannabaceae." (negrilla añadida)

—WIKIPEDIA

"una **hierba** asiática alta (Cannabis sativa de la familia Cannabaceae, familia del cáñamo) que tiene una fibra resistente y, generalmente está separada en una especie alta ligeramente ramificada (C. sativa) y una especie densamente ramificada de bajo crecimiento (C. índica)" (negrilla adicionada)

—MERRIAM-WEBSTER

"... la palabra 'Cannabis' para nada es lenguaje callejero. Al contrario, es el nombre de Género botánico aceptado para **la planta** que conocemos por muchos otros términos coloquiales y lenguaje callejero..." (negrilla adicionada)

—URBANDICTIONARY.COM

Entonces, es una planta, una hierba nativa de Asia y que crece silvestre en muchas áreas tropicales en toda la tierra. La floración superior (o simplemente la "flor") se cultiva y se cura para ser usada recreativamente por los efectos tóxicos, pero en este libro, estamos hablando de toda la planta de cannabis, no solo de la flor, no solo aquellas partes donde se producen las concentraciones más altas de THC, a menos que, por supuesto, lo que estemos buscando para nuestros propósitos medicinales sea el THC.

Se ha vuelto famosa (o quizás de infausta memoria) por sus hojas dentadas de cinco puntas y olor distintivo, pero, básicamente es una hierba, una planta que se encuentra en la naturaleza. Muy a menudo, las flores o "brotes" y las hojas se usan en medicina y recreacionalmente, y los tallos y semillas se usan para infinidad de propósitos (como lo mencionamos a continuación en el capítulo sobre cáñamo). Generalmente, el cannabis se fuma o se come, o el aceite extraído se ingiere. Discutiremos preparaciones y qué esperar de su doctor y, también, su experiencia en este libro. Cuando una resina concentrada se extrae del cannabis y forma un líquido pegajoso, generalmente negro, esto se llama hachís ("hashish") o aceite de hachís ("hash oil")[5].

Independientemente de la forma, todos son productos de la planta de cannabis.

---

[5] "En el pasado, cuando una persona que usaba un vestido de cuero se movía entre dos filas de cannabis, al final de estas filas el raspaba la resina que se pegaba al cuero. El extracto de esta resina usualmente se llama aceite de hachís ("hash oil")." —Profesor Lumír Ondřej Hanuš

[6] QUÉ ES CÁÑAMO?

"Algunas de mis mejores horas han sido pasadas en mi terraza trasera, fumando cáñamo y observando tan lejos hasta donde llega mi vista."

—THOMAS JEFFERSON
Padre Fundador de los Estados Unidos

CON FRECUENCIA HAY alguna confusión sobre el cannabis y el cáñamo. Cáñamo es cannabis. Básicamente, cuando hablamos acerca del cannabis en términos de una droga recreativa, usualmente estamos hablando de la flor. Cuando hablamos de cannabis como medicina, podría ser toda la planta. Cuando hablamos sobre cáñamo, usualmente estamos hablando sobre la misma planta, pero en particular los tallos y las semillas. De acuerdo con Britannica.com, cáñamo es, "una variedad alta semejante a la caña" la cual se "cultiva para la producción de fibra de cáñamo (itálica adicionada), mientras que la planta hembra, de una variedad corta con más ramas, es preciada como la fuente más abundante de la sustancia psicoactiva tetrahidrocannabinol (THC), el ingrediente activo de la marihuana." Cáñamo es cannabis, y sí tiene THC, pero normalmente no tanto como el cannabis cultivado para uso medicinal o recreativo.

Por mucho tiempo, el cáñamo ha sido un cultivo rentable para los agricultores porque crece rápidamente en condiciones variadas. La semilla del cáñamo está cargada con alimentos, y hoy estamos utilizando el cáñamo para crear productos útiles e inclusive alimentos como:

- Batidos y polvo proteínico
- Leche
- Aderezos para ensaladas
- Barras energéticas
- Combustible
- Plásticos biodegradables

Aparentemente, el cáñamo (cannabis) es la tela tejida más antigua conocida en este planeta, yendo hacia atrás 10,000 años, además de ser utilizada para medicina desde la misma fecha. Con tantos usos variados, no es sorpresa que los historiadores estén de acuerdo en que el cannabis fue la planta más cultivada en el mundo por miles de años. Previo al uso más reciente de combustibles fósiles para plásticos y otros productos, el cáñamo era un material fantásticamente popular para hacer otros objetos de valor como:

- Indumentaria, fibra, y tejido
- Papel
- Lienzos

- Cuerdas
- Aceite para lámparas
- Medicina
- Incienso
- Alimentos para personas y para animales (incluyendo gacha (avena) y sopas de la semilla de cáñamo)

Al sur de Francia han descubierto un puente hecho de estopa de cáñamo (la parte interna leñosa de los tallos) que data del año 600 D.C. El Cannabis era una cosecha increíblemente valiosa para los marinos, regresando a los primeros exploradores vikingos y pobladores europeos. Es resistente a la descomposición y la sal, y entonces era utilizada para hacer aparejos y velas. Se dice que el barco estadounidense de nombre Constitución ("USS Constitution") fue construido con más de 60 toneladas de cáñamo. Era el "petróleo" del pasado.

Y como hemos discutido las leyes más recientes que prohíben el uso de cannabis, es justo que mencionemos las leyes anteriores que lo requerían. En la Colonia Jamestown en 1619 se promulgó una ley que obligaba a todos los granjeros a cultivar cannabis. Tales leyes fueron aprobadas en Massachusetts en 1631, en Connecticut en 1632, y en las colonias de Chesapeake. Al otro lado del océano en Inglaterra, se decretó que los extranjeros que cultivaran cannabis serían recompensados dándoles la ciudadanía plena, y aquellos que no generalmente eran sancionados.

Fue un cultivo importante en todo el mundo. En las Américas, desde 1631 y hasta el siglo XIX, inclusive se podía usar el cannabis como moneda de curso legal—parte de estimular el cultivo del cáñamo por los agricultores. George Washington y Thomas Jefferson la cultivaron en sus granjas, y durante esos siglos incluso se podían pagar los impuestos con el cáñamo. De hecho, se dice que Jefferson hizo arreglos para la exportación ilegal de semillas de cannabis desde China a Turquía. China valoraba tanto al cannabis que la exportación era un delito capital.

Una de las fábricas de papel de Benjamín Franklin fue iniciada con cannabis cultivado localmente—¡un arreglo mucho mejor que conseguir su papel desde Inglaterra! En todo el mundo la mayoría del papel era hecha con cáñamo, hasta 1883. Esto incluía el papel para periódicos, moneda, libros, y biblias. El cannabis también se usó para hacer telas (es más suave, más fuerte, y más cálido que el algodón) especialmente en Irlanda e Italia. Inclusive la bandera estadounidense más famosa, "Old Glory", fue hecha con fibras de cannabis. De hecho, la palabra canvas ("lienzo") se deriva de cannabis. Durante la Guerra Civil de Estados Unidos la mayoría de familias tenía un "parche familiar de cáñamo." La cuerda de cáñamo estaba en todas partes. En 1850, un censo de los Estados Unidos sugirió que había más de 8.000 plantaciones de cáñamo, sin incluir las granjas más pequeñas no contadas y los solares familiares de cáñamo. Y jugó un papel en los asuntos mundiales. Pese a que el cáñamo estaba prácticamente en todas partes, los Estados Unidos aún no podían conseguir suficiente cáñamo y entonces lo importaban de Rusia. Para cortar la línea de suministro de cáñamo a Inglaterra, Napoleón atacó a Rusia. Los británicos, desesperados por cáñamo, comenzaron a atacar y capturar barcos estadounidenses.

Y en todo el mundo, el cannabis era una medicina comúnmente usada, por lo general en forma de elíxires, tinturas, and extractos. Podría haber sido el ibuprofeno del pasado, recomendado para dolencias como:

- Depresión y calambres de la menstruación
- Dolores de cabeza por migraña
- Delírium trémens
- Asma
- Reumatismo
- Tos
- Fatiga

Entonces, ¿qué pasó? La desmotadora, en primer lugar, que hizo que fuera más barata y más fácil la utilización del algodón. Y hasta donde se trata del cannabis, médicamente, los efectos tendieron a variar de persona a persona al igual que la calidad. En efecto, no "descubrimos" el THC hasta el 1964 (THC fue descubierto en 1940 por Roger Adams, pero su estructura completa y correcta solo fue final y totalmente entendida en 1964 por el Dr. Raphael Mechoulam.). Y, ciertamente, ellos no tenían nada de la tecnología que tenemos ahora para hacer pruebas y cultivar el cannabis. Después vino la invención de la aguja hipodérmica, la cual hizo que la morfina se volviera la droga preferida temporal de los doctores. Los efectos eran bastante consistentes, de paciente a paciente, y el cannabis a base de aceite no podía ser inyectado. Y para rematar, tuvimos la campaña de propaganda de la "locura por la marihuana" (reefer madness) de los años 1930.

Como lo discutimos, la alta probabilidad es que los intereses creados no pudieran tolerar una panacea que crece silvestre como una hierba, con pocos o ningún efecto secundario, y esto hizo que el cannabis fuera una amenaza muy grande para ciertas billeteras.

[7] Tipos de Cannabis

"La campaña anti-marihuana es un tejido canceroso de mentiras, que menoscaba el cumplimiento de la ley, agrava el problema de las drogas, priva a los enfermos de la ayuda necesitada y embauca a conservadores bien intencionados e innumerables padres asustados."

—WILLIAM F. BUCKLEY JR.
Editor, Autor, e Influencia Intelectual en la Política Conservadora Estadounidense

HAY DIFERENTES TIPOS de cannabis, y esto puede volverse confuso. Algunos subdividen el cannabis en tres subespecies (sativa, índica, ruderalis), algunos en dos subespecies (sativa e índica, siendo ruderalis una sub- categoría de sativa), y algunos se refieren a todo el cannabis como "sativa." Para nuestro propósito, y lo que parece ser la forma más clara de entender la planta, hay que dividir el cannabis en dos categorías pues ellas tienen efectos sustancialmente diferentes cuando son consumidas o fumadas:

- Sativa
- Índica

Dicho esto, muchas formas recreacionales del cannabis que se fuman son híbridos, o un cruce entre ambos tipos. Sin embargo, con el cannabis legalizado y los dispensarios médicos, tenemos más control (y menos preocupaciones) sobre el cultivo y muchas hebras ahora han estado llamando la atención por sus excelentes resultados médicos. Por ejemplo, están los (ahora famosos) seis hermanos Stanley en Colorado quienes cruzaron una cepa de cannabis de CBD alto, THC bajo, que demostró ser efectiva en el tratamiento de convulsiones en niños, ahora llamada "Charlotte's Web," presentada en un documental especial de CNN titulado, "Hierba: Un Especial del Dr. Sanjay Gupta." Debatiremos esta increíble historia más tarde en el libro.

Esto nos deja con tres tipos básicos: Cannabis Sativa, Cannabis Índica, e híbridos—muy parecido al vino que está disponible en rojo, blanco y mezclas de ambos. E independientemente de qué etiqueta exótica está adjunta a un quimiovar particular (o subespecie), todos ellos vienen solo de esas dos subespecies: Cannabis Índica y Cannabis Sativa.

Una familiaridad básica con los dos tipos principales de cannabis hará obvias algunas de las aplicaciones medicinales potenciales:

Sativa
- Alto nivel de THC
- Más adecuada para uso durante el día
- Energética y motivadora

- Espacial, cerebral, o alucinógena
- Estimula el apetito
- Alivia la depresión
- Forma de hoja delgada
- Crece alto, hasta 20 pies (aproximadamente 6,1 metros)
- Normalmente, tiene sabor a tierra

Índica
- Alto nivel de CBD
- Más adecuada para uso durante la noche
- Calmante, sedante, y relajante
- "Tumbado en el sofá" o zumbido corporal
- Estimula el apetito
- Reduce la ansiedad y el dolor
- Forma de hoja ancha
- Típicamente crece 3-4 pies (aproximadamente, 0.91-1.22 metros)
- Normalmente tiene sabor dulce

[8] ¿Cómo Funciona?

"La prohibición... va más allá de los límites de la razón por cuanto intenta controlar el apetito del hombre mediante legislación y crea un delito de cosas que ni siquiera son delitos... Una ley de prohibición propina un golpe a los mismos principios sobre los cuales fue fundado nuestro Gobierno."

—ABRAHAM LINCOLN

16º Presidente de los Estados Unidos de América desde 1861 hasta su asesinato en abril de 1865

A TRAVÉS DE LOS TIEMPOS hemos descubierto que el cannabis tiene propiedades medicinales. De hecho, el cannabis fue introducido a los Estados Unidos como un producto medicinal a mediados de los años

1800 y era ampliamente recomendado por los médicos para varias dolencias hasta 1937, cuando, como lo mencionamos, se crearon sanciones para evitar su uso médico o recreativo con la Ley Tributaria de la Marihuana ("Marijuana Tax Act"). La prohibición culminó en 1970 con la aprobación de la Ley de Sustancias Controladas ("Controlled Substance Act"), la cual formalizó la penalización de la posesión o uso de marihuana, independientemente de la cantidad o contexto. Sin embargo, a pesar de su estatus "ilegal", el clamor del público para tener acceso médico a ella, llevó a la legalización del cannabis para uso medicinal en California en 1996, y a partir de 2018, los electores en

33 estados adicionales, el Distrito de Columbia, Puerto Rico, y Guam han seguido su ejemplo. No todos estos electores son usuarios recreativos. El cannabis está ganando aceptación legal en forma similar a un maremoto en todos los Estados Unidos (y el mundo) porque funciona.

A pesar de la larga historia del cannabis como una planta natural con beneficios medicinales, solo recientemente se ha vuelto más claro nuestro entendimiento del cómo funciona en el cuerpo humano a nivel de células. En los años 1960 un científico en Israel llamado Raphael Mechoulam[6] a menudo se le da el crédito de haber descubierto lo que ahora conocemos como THC, o tetrahidrocannabinol[7]. Este es el

---

[6] El principal interés científico de Raphael Mechoulam es la química y farmacología de los cannabinoides. Él y su grupo de investigación tuvieron éxito en la síntesis total de los principales cannabinoides de plantas Δ9-tetrahidrocannabinol, cannabidiol, cannabigerol y otros varios. Otro proyecto de investigación que él inició llevó al aislamiento de la primera anandamida endocannabinoide descrita, la cual fue aislada y caracterizada por dos de sus investigadores postdoctorales, Lumír Ondřej Hanuš y William Devane. Otro cannabinoide endógeno, 2-AG, fue pronto descubierto por Shimon Ben-Shabat, uno de sus estudiantes de Doctorado. Publicó más de 350 artículos científicos. — Michael Denman (2007), "MECHOULAM, RAPHAEL", Encyclopaedia Judaica, 13 (segunda edición), Thomson Gale, páginas 711–712

[7] "Con todo mi respeto para el profesor Mechoulam, en 1964 Yehiel Gaoni y Raphael Mechoulam en Israel aislaron el THC y dilucidaron su estructura. En el mismo año, František Šantavý en Checoeslovaquia

principal agente psicoactivo que se encuentra en la planta de cannabis. Es lo que produce la euforia ("high") que siente la gente cuando fuma o ingiere cannabis. Ese fue solo el comienzo de nuestro entendimiento de cómo funciona el cannabis y por qué parece funcionar tan bien con el cuerpo humano. El THC fue aislado y probado, en cuanto a sus beneficios medicinales, contra muchos otros cannabinoides que se encontraron en la planta, pero serían otras varias décadas antes de que hiciéramos algún avance grande en ese conocimiento.

En los años 1980, fue descubierto el receptor del cerebro humano que funciona con THC y se le denominó receptor de cannabinoide 1 o "CB1." Pero, ¿por qué había allí un receptor para THC existiendo naturalmente en el cerebro humano? ¿También recibía otras señales? Los investigadores ampliaron su investigación para incluir no solo cannabinoides hallados en la planta de cannabis, sino también para cannabinoides que ocurrían en forma natural potencialmente en el cuerpo humano, ¡y los encontraron! Como son producidos en forma natural por el cuerpo humano (o "endógenos"), fueron llamados endocannabinoides.

El primer endocannabinoide, el primero de tales componentes que se encontró que ocurría en forma natural en el cuerpo humano, fue un neurotransmisor que llamaron anandamida. También fue llamado el "componente de la felicidad," pues se encontró que estimulaba sentimientos de alegría y felicidad. Químicamente, la anandamida es diferente al THC, pero al igual que el THC, se enlaza al receptor CB1 y estimula exactamente los mismos efectos que estimula el THC—felicidad.

---

dilucidó no solo la estructura del THC sino también su configuración total. Sin embargo, el THC ya había sido aislado y nombrado en 1940 por Roger Adams, quien sugirió su estructura, pero había solo un error—la posición del doble enlace en el ciclo terpénico." —Profesor Lumír Ondřej Hanuš

Entonces se descubrió un segundo receptor cerebral, aunque en menor cantidad que el CB1, llamado CB2 (por supuesto). Este nuevo receptor (para nosotros) tiene una relación cercana al sistema inmunológico humano, ya que fue encontrado principalmente en concentraciones altas en varias partes del cuerpo, todas relacionadas con la función inmunológica. Y hoy, somos conscientes de muchos compuestos naturales que actúan sobre, o se enlazan con, estos dos receptores, CB1 y CB2, tales como el cannabidiol, o CBD, por ejemplo. El aceite de CBD es legal y se usa para propósitos medicinales hoy en todos los Estados Unidos, y es un componente natural que se encuentra en la planta de cannabis. Tales sustancias se llaman cannabinoides. Los componentes producidos naturalmente dentro del cuerpo humano (llamados endocannabinoides) incluyen:

- Anandamida (AEA)
- 2-Araquidonoilglicerol (2-AG)
- Y muchos más.

Hasta donde sabemos ahora, CB1 y CB2 son los dos componentes primarios del sistema endocannabinoide humano. Y hoy, se conoce que hay 144 fitocannabinoides[8] dentro de la planta del cannabis, todavía por ser investigados completamente y entendidos plenamente. Todos ellos son de un valor saludable, medicinal, y curativo potencialmente grande. Pero, la investigación aún es ilegal en muchos lugares (al menos en los Estados Unidos), y la capacidad para investigar es solo uno de los muchos argumentos para la legalización del cannabis medicinal. Se presume que hay muchos más receptores y muchos más endocannabinoides por ser encontrados aún por la investigación actual y futura.

Y sí, es correcto lo que leyó, existe un sistema endocannabinoide humano, semejante a otros sistemas que

---

[8] Fitocannabinoides: cannabinoides que ocurren en la planta de cannabis— https://www.news-medical.net/

se encuentran en el cuerpo humano (tales como el sistema endocrino, sistema nervioso, sistema linfático, etcétera). Es un gran descubrimiento. Los endocannabinoides se encuentran en todo el cuerpo humano—de hecho, ellos se encuentran en todos los cuerpos de todos los otros animales vertebrados e inclusive en todos los cuerpos de ciertos animales invertebrados.

Recuerde, cannabinoides endógenos son los químicos que producen nuestros propios cuerpos para estimular de forma natural los receptores de cannabinoide humano, CB1 y CB2. Y como se mencionó, los dos cannabinoides endógenos (o endocannabinoides) más conocidos son, de nuevo, anandamida y 2-arachidonoylglycerol (2-AG). Puede valer la pena agregar que los receptores CB1 se encuentran principalmente en el cerebro humano y los órganos reproductivos humanos, y los receptores CB2 se encuentran por todo el sistema nervioso periférico humano (PNS) al igual que en todo el sistema inmunológico humano.

Algunas personas necesitan THC debido a lo que se llama el efecto del entorno, donde el CBD junto con el THC funciona en forma sinérgica en los diferentes receptores en el cerebro, médula espinal, y sistema nervioso periférico. El componente THC se necesita porque su emisión puede ser no tanto en el sistema nervioso periférico, sino más en el sistema nervioso central, donde funciona el THC.

¡Es como si todo esto fuera planeado por la naturaleza!

Usted, no necesariamente tiene que recordar todos estos aspectos técnicos. El punto simplemente es que se ha encontrado que estas cosas están presentes de forma natural y funcionan de cierta manera en el cuerpo humano—no estamos introduciendo algo sintético cuando tratamos con el cannabis totalmente natural, a diferencia de muchos fármacos hoy. De hecho, las actividades como el ejercicio apoyan la producción endógena de cannabinoides. ¿Todos podríamos estar familiarizados con la "euforia del corredor"? Bien, el cuerpo humano produce estos endocannabinoides de forma similar a cómo produce endorfinas.

Y, además, el sistema endocannabinoide altera las expresiones de los receptores CB1 o CB2 durante la respuesta al esfuerzo, lo cual es beneficioso en algunos estados patológicos (tales como dolor neuropático y esclerosis múltiple), porque la expresión de cannabinoides aumentada puede disminuir los síntomas o el avance de la enfermedad y también proporcionar una función protectora.

La mayoría de los cannabinoides (de nuevo, los componentes naturales dentro de la planta de cannabis) no le darán euforia. El THC es el único conocido por hacer eso con certeza. Y usted no se drogará solo por comer cannabis crudo. De hecho, el cannabis no produce directamente THC o CBD, las dos sustancias que la mayoría de los consumidores buscan. Pero cuando usted calienta el cannabis suficientemente, activa los ácidos que se encuentran en la planta y eso es lo que produce el THC y el CBD. Por esta razón es que la gente fuma el cannabis, lo come o lo ingiere después de haber sido cocinado o extraído de alguna forma.

Y aunque el THC es famoso por sus efectos tóxicos, otros cannabinoides tienen otros efectos cuando se activan o calientan, como efectos insecticidas o antibióticos. Se cree que estos efectos son una manera que la naturaleza diseñó para que la planta se defienda bajo ciertas circunstancias. Y el calor parece cambiar la naturaleza ácida de una sustancia como THCA en una forma no ácida con (simplemente) THC.

Por supuesto, esto se encuentra en otro lugar en la naturaleza. Se utilizan incendios y quemas controladas para limpiar y regenerar bosques removiendo el material muerto y deteriorado, y limpiar el camino para nuevo crecimiento. El pino banksiano ("Jack Pine"), por ejemplo, tiene conos llenos de resina que tienen que ser derretidos con fuego antes de que se abran de golpe y liberen las semillas. Y como la mayoría de nosotros probablemente experimentamos cada día de alguna forma, es el tostado el que cambia los granos verdes de café en granos de color castaño oscuro y desencadena las reacciones químicas dentro del café que producen los sabores que parecen encantarnos a todos. Son el fuego y el calor los que establecen las transformaciones físicas y químicas reales del grano de café en algo que compramos en las tiendas de café.

El cannabis, al igual que cualquiera otra planta en la tierra, tiene dentro de sí aceites esenciales llamados terpenos. Los terpenos proporcionan olores y sabores únicos, así como la sensación única que proporciona cada planta de cannabis. De hecho, dos plantas de cannabis de cepas similares, y de estructura similar pueden tener efectos ampliamente diferentes, dependiendo de los terpenos. En cepas de sativa, normalmente el aroma es brillante y con frecuencia como cítrico—de hecho, el tipo de terpeno que proporciona este sabor se llama limoneno, y es el mismo terpeno que se encuentra en los limones. Además del sabor cítrico que proporciona, el limoneno también provee una sensación edificante, estimula el sistema inmunológico, y proporciona defensa para su tracto gastrointestinal.

Por otra parte, las cepas índica de cannabis huelen más como árboles de pino—de hecho, estos terpenos, alfa y beta pineno, son los mismos que se encuentran en los árboles de pino. El pineno también proporciona alivio del dolor gracias a sus propiedades antiinflamatorias. Otro terpeno que se encuentra en cepas índica de cannabis es normalmente linalol, una sustancia que huele a flores que también se encuentra en la lavanda.

 Los terpenos nos afectan cuando se huelen e inhalan. De esta forma obtenemos una pequeña muestra del cannabis. Y esta "muestra" puede dar una indicación temprana de cómo cada cepa particular de cannabis nos afectará, y cómo cada una interactuará con la química de nuestro propio cuerpo. El atractivo o falta de atractivo que tiene para usted el olor o sabor de cada cepa de cannabis es, en realidad, una buena indicación de cuánto le gustará o no le gustará cada cepa y puede ser un factor tan grande en los efectos como el nivel de THC de cada planta.

Entonces, exactamente como volverse un conocedor de vinos, cigarros, flores, comida, o chocolate, está bien e inclusive se alienta a inhalar, evaluar, anotar sus respuestas y usar palabras como "de roble, floral, de pino, cítrico, de madera," y "matices de lavanda." Y también anotar sus reacciones tales como "estimulado" o "calmante." Y si usted disfruta realmente este aspecto y puede disfrutar convirtiéndose en un verdadero aficionado, se han creado tablas completas (en el sitio web Leafly, por ejemplo) que lucen como ruedas de colores, anotando los tipos de terpenos y sus efectos.

[9] Beneficios del Cannabis

"La ilegalidad del cannabis es indignante; un impedimento a la completa utilización de una droga que ayuda a producir la serenidad y comprensión, sensibilidad y compañerismo que se necesitan tan desesperadamente en este mundo cada vez más loco y peligroso."

—CARL SAGAN
Astrónomo y Astrofísico

LOS CANNABINOIDES, COMPUESTOS NATURALES encontrados en la planta de cannabis, continúan revelándonos variados y abundantes beneficios para la salud a medida que continuamos investigando. El THC que se encuentra en el cannabis es más un estimulante que el CBD y tiene los siguientes beneficios:

- Reduce el dolor
- Mata las células malignas (apoptosis)
- Reduce el vómito y agotamiento que resulta de la quimioterapia y el tratamiento de radiación
- Estimula el apetito
- Alivia síntomas que acompañan al asma y a la bronquitis
- Reduce o elimina varias convulsiones
- Soporta el ritmo circadiano y reversa trastornos del sueño e insomnio
- Alivia a aquellos que sufren de TEPT y otro estrés
- Actúa como un antidepresivo general

El CBD que se encuentra en el cannabis y el cáñamo es de naturaleza más sedante, y tiene los siguientes beneficios:

- No es psicoactivo
- Es un antioxidante potente
- Reduce la ansiedad, agitación, y ataques de pánico
- Crea un estado emocional relajado y estable
- Ofrece muchos beneficios contra el cáncer

El CBN que se encuentra en el cannabis ofrece los siguientes beneficios de los cuales ahora somos conscientes:

- Alivio del dolor
- Beneficios contra el insomnio
- Beneficios contra la epilepsia
- Disminuye la acumulación de presión en los ojos

Otros cannabinoides como el CBC (cannabicromeno) apoyan y consolidan los efectos del THC. El cannabinoide CBG (cannabigerol) es un eficaz agente antiinflamatorio con propiedades calmantes y como sedante. Estos son solo algunos de los beneficios conocidos de los cannabinoides, y quizás aún más importante, solo algunos de los cannabinoides que conocemos a través de la investigación. Ahora conocemos al menos 144 fitocannabinoides en la planta de cannabis, y estos mencionados arriba son solo algunos que ocurren de forma natural (en la planta de cannabis).

Aunque estos cannabinoides individuales tienen grandes beneficios, el mayor beneficio es, probablemente, lo que todos ellos hacen juntos. Se llama el "efecto del entorno" y describe cómo estos componentes funcionan de forma más eficaz cuando están juntos, sinérgicamente. Muchos componentes en el cannabis parecen, al inicio, hacer muy poco por sí mismos, pero cuando trabajan al unísono con otros cannabinoides, mejoran los efectos de otros. Esto es importante porque las compañías farmacéuticas están comenzando a producir "cannabis sintético," a pesar del hecho de que aún no somos siquiera conscientes de todos los cannabinoides y de lo que hacen. Otra razón por la cual lo natural es mejor.

Estos beneficios son solo un comienzo. A continuación, se presenta una lista de los compuestos cannabinoides conocidos y los trastornos asociados a los cuales han demostrado ayudar. Los dividiremos en cinco categorías generales de beneficio, luego listaremos los cannabinoides, y luego las condiciones con las cuales ayudan esos cannabinoides. Como verán, hay muchos, y hay mucho más que aprender acerca de estos y otros cannabinoides que ocurren en forma natural en la planta de cannabis:

1. Dolor / Sueño
    - THC
        - Apnea del sueño

- o CBD, THC
  - Calambres
  - Migraña / Cefalea (dolor de cabeza)
  - Extremidad /miembro fantasma
  - Lesión en la columna
- o CBD, CBN, THC
  - Fibromialgia
- o CBC, CBD, CBN, THC
  - Insomnio
- o CBC, CBD, CBN, THC, THCv
  - Dolor
- o CBC, CBD, CBDa, CBG, CBN, THC, THCa
  - Artritis
  - Inflamación

2. Gastrointestinal
   - o THC
     - Pérdida de apetito
   - o CBD, THC
     - Anorexia
     - Caquexia
     - Trastornos gastrointestinales
     - Náuseas
   - o CBD, THCv
     - Diabetes
   - o CBD, THC, THCa
     - Enfermedad de Crohn

3. Estado de ánimo (humor) / Comportamiento
   - o CBD, CBG
     - Ansiedad
   - o CBD, THC

- TDA/TDAH
- Estrés
  - CBD, CBG, THC
    - Bipolar
    - TOC
    - TEPT
  - CBC, CBD, CBG, CBN, THC
    - Depresión

4. Neurológico
   - THC
     - Síndrome de Tourette
   - CBD, CBN, THCa, THCv
     - Epilepsia
     - Convulsiones
   - CBC, CBN, THC, THCa
     - Esclerosis múltiple
   - CBC, CBD, CBG, THC, THCa
     - Alzheimer
     - Parkinson
   - CBD, CBG, CBN, THC, THCa
     - Espasticidad
   - CBC, CBD, CBG, CBN, THCv
     - Osteoporosis
   - CBC, CBD, CBG, CBN, THC, ThCa
     - ELA

5. Otros
   - THC
     - Fatiga
     - Asma
   - CBD, THC
     - Hipertensión
   - CBG, THC
     - Glaucoma

- o THC, THCa
  - VIH / SIDA
- o CBC, CBD, CBG, THC
  - Distrofia muscular
- o CBC, CBD, CBDa, CBG, THC, THCa
  - Cáncer

Uno de los beneficios establecidos del cannabis y los endocannabinoides para la salud es la contribución que ellos hacen a la homeostasis, o el estado de salud en donde las distintas partes del cuerpo humano están trabajando armoniosamente juntas en una especie de equilibrio. Esto significa encargarse mejor del estrés, hacer frente a la enfermedad, y una sanación más rápida. Se relaciona con nuestra habilidad para defender contra la toxicidad y la dieta pobre, así como contra los altos niveles de estrés que hay en la civilización actual. También hemos descubierto que el sistema endocannabinoide puede ser dañado y quedar deficiente, pero que puede ser reparado complementando con los fitocannabinoides que se encuentran en la planta de cannabis.

¿Está comenzando a ver porqué a las Grandes Farmacéuticas podría no gustarles la idea de que todas estas cosas sean manejadas bien por una planta que crece como maleza? Los componentes naturales que hay en el cannabis imitan a la perfección los componentes naturales que produce el cuerpo humano, los cuales son vitales para el sistema endocannabinoide y la homeostasis. Esto hace que la terapia de "planta completa" sea importante ya que no somos completamente conscientes o capaces de replicar todos los componentes sinérgicos que hay en el cannabis. Eso explica por qué el cannabis es tan beneficioso para nuestra salud, tan fácil de administrar, y tan libre de efectos secundarios. Quizás ello también explica por qué tantos intereses creados combaten tan fervientemente su liberación y legalización.

Cuando uno considera los efectos secundarios de tantos fármacos; cuando uno los escucha siendo mencionados rápidamente a través de un comercial de televisión (con imágenes de gente sonriente y feliz), eso puede hacerlo sentir como si hubiera entrado a una película de terror de algún tipo. Las compañías farmacéuticas están obligadas a revelar los efectos secundarios conocidos. Pueden ser horribles— frecuentemente tanto, o más horribles, que el malestar a "tratar" para el que fueron diseñados, y estos efectos secundarios abarcan las páginas de mamotretos como Meyler's Side-effects of Drugs: The International Encyclopedia of Adverse Drug Reactions and Interactions ("Efectos secundarios de las drogas: La enciclopedia internacional de reacciones e interacciones adversas a los medicamentos, de Meyler").

Sin embargo, en mi experiencia como médico, la administración de cannabis medicinal lleva ya sea a efectos secundarios muy leves o, usualmente, ninguno en absoluto. Un efecto secundario conocido como "enverdecimiento (ponerse verde)" puede ser bastante común en personas que no han usado cannabis, o han usado cannabis de grado no médico. Los siguientes son síntomas de la existencia de demasiada marihuana en el sistema:

- Sensaciones momentáneas de paranoia, temor y ansiedad
- Dificultad para respirar
- Dilatación de la pupila
- Vómito y/o náuseas
- Frecuencia cardiaca acelerada
- Tembladera difícil de controlar, sentir frio
- Desorientación o alucinaciones
- Resaca / cruda

Este fenómeno pasa por sí solo en minutos y hasta en unas horas después de haber usado la marihuana y es parte del argumento para el tipo administrado profesionalmente y dosis de cannabis medicinal de acuerdo con las recomendaciones de un médico entrenado.

Por supuesto, los resultados no son típicos para todo el mundo. Y, especialmente en combinación con otros factores de riesgo, es posible que uno pueda formar una adicción psicológica con cualquier cosa tan paliativa como el cannabis y se convierta en abuso de la sustancia. Pero esta no ha sido mi experiencia con el cannabis recomendado médicamente, y cuando se sopesa contra la ineficacia y desventajas de otras alternativas, el tratamiento con cannabis sobresale como ampliamente preferible.

¿Qué significa todo esto? Significa que, si usted es honesto en cuanto a los hechos, el cannabis ayuda. Significa que, el cuerpo humano tiene la infraestructura en su lugar para hacer uso de los componentes hallados en el cannabis para una mejor salud y un estado mental mejorado. Aparentemente, fuimos diseñados de esa forma. Al menos es un poco sorprendente que los componentes en el cannabis (fitocannabinoides) sean tan similares a otros producidos naturalmente, que se encuentran y son usados en el cuerpo humano (endocannabinoides), y que estos componentes bioidénticos son todos muy fácilmente usados por nuestros cuerpos para mejoría y salud, y virtualmente sin efectos secundarios.

"Los estimados sugieren que, entre 20 y 50 millones de estadounidenses en forma rutinaria, aunque ilegal, fuman marihuana sin el beneficio de tener una supervisión médica directa. Sin embargo, a pesar de esta larga historia de uso y la cifra extraordinariamente alta de fumadores sociales, simplemente no hay informes fiables que sugieran que el consumo de marihuana haya causado una sola muerte. En contraste, la aspirina, medicina usada comúnmente que se vende sin prescripción médica, causa cientos de muertes cada año."

—FRANCIS YOUNG
Antiguo Juez Jefe de Derecho Administrativo -DEA

PARTE III: LEY

[10]
Diagnósticos Aprobados

"Voy a considerar comenzar un fondo donde todos podamos donar para obtener la total legalización de la marihuana en las votaciones de 2020. ¡Cuando usted juega con la voluntad del pueblo, hay consecuencias insospechadas! La industria del cannabis está bien financiada ahora. El dinero no será un problema. #ForThePeople"

—JOHN MORGAN
Fundador, Morgan & Morgan En Twitter,
26 de junio de 2018

UNA FORMA DE NAVEGAR por estas difíciles aguas como médico es estar vigilante, y conocer y seguir la legislación vigente al pie de la letra. Si se compromete en este tipo de práctica como doctor, usted no puede tener una cuenta bancaria en un banco corriente. Recuerde, a nivel federal, es ilegal y la FDIC (Corporación Federal de Seguro de Depósitos) le caerá encima. Entonces, usted no puede usar tarjetas de crédito o hacer depósitos "normales". Tiene que usar un banco que sea amigable con el cannabis. Y existen. Se llaman "bancos ecológicos (verdes)," y en Florida, en efecto ahora hay un banco llamado "Green Bank." Al momento de hacer este libro, ellos son el único banco que acepta y presta servicio a facultativos que son amigables con el cannabis.

Pero de nuevo, hay una forma de lograr esto en forma segura, una forma de participar y beneficiarse del cannabis como paciente, y esa forma es cuidadosamente. Busque facultativos médicos licenciados que sean profesionales, cuidadosos, y conocedores. Si usted está en este Estado, venga y consulte conmigo. Si tiene preguntas acerca de síntomas, contacte a mi consultorio. Hay una forma de hacer todo con transparencia (por encima de la mesa), y eso incluye buscar y conectarse con aquellos profesionales como yo, que son tan cuidadosos e informados como necesitamos serlo.

Tengo pacientes que vienen de todas partes de la Florida. Soy un adoptador temprano, objetivamente, un pionero. Fui uno de los primeros en el Estado de la Florida en ser certificado. Fui el primero en recomendar profesionalmente cannabis en el área de la Florida Central (condados de Volusia, Orange, Seminole, Osceola). Los años que he dedicado a aprender sobre esto y el comercio, no solo el lado médico de las cosas sino también el lado comercial, financiero, horticultural, y legal de las cosas, me dicen que es mucho más que solo escribir una recomendación y tener una fila de personas en mi puerta principal. Necesitamos dejar de tirar la fruta fresca junto con la podrida ¡pero sí necesitamos tirar la fruta podrida! Que los estigmas y las dificultades se vayan con ella.

Por muchos años, la gente de la Florida se ha vuelto más ruidosa y más numerosa cuando se trata de exigir el acceso al cannabis medicinal. Esto resultó en una acción en el 2014, y, desde entonces, el progreso constante para la legalización. De hecho, con frecuencia lo que demora a un Estado en la aprobación del cannabis medicinal no es un asunto moral o ético sino uno legal, pues los estados esperan ver lo que otros estados tienen que pasar en el proceso de legalización.

Florida inició la legalización del cannabis en el 2014, aunque en una forma muy limitada pero meritoria. Con la aprobación del Proyecto de Ley 1030 del Senado ("Senate Bill 1030") (SB1030), la cual, el entonces Gobernador Rick Scott firmó para convertir en ley, el 16 de junio de 2014, se aprobó el THC de solo cannabis, de bajo nivel, y solo para niños. Se le llamó la "Ley de Charlotte's Web" como referencia a la sorprendente aparición que alteró el rumbo, de una cepa de bajo grado de cannabis que ayudo a que una pequeña niña superara sus convulsiones diarias en Colorado cuando nada más parecía funcionarle. La aprobación del SB1030 significó para muchos en la Florida que los niños que sufrían de convulsiones y otras condiciones ahora podrían vivir vidas más normales con menos sufrimiento.

El Proyecto de Ley 1030 del Senado:

- Definió "uso médico"
- Creó el Registro de Atención Compasiva ("Compassionate Care Registry") (listado oficial de aquellos en la Florida calificados como organizaciones dispensadoras y aquellos calificados como pacientes—solo niños en ese momento)
- Obligaba a los doctores a enviar informes trimestrales a la Universidad de Florida, Facultad de Farmacia para estudiar la eficacia de los tratamientos
- Dividió a Florida en cinco secciones, cada una con un dispensario observado legalmente para servirla

- Determinó que deberían ser usados fondos de investigación estatales para estudiar la eficacia del cannabis medicinal
- Y requería que la recomendación de cannabis medicinal hecha por un doctor estuviera apoyada con la firma de un segundo facultativo calificado

Aún más básicamente que permitir el cannabis de bajo grado para ciertos niños, lo que realmente hizo el Proyecto de Ley 1030 del Senado fue crear una estructura necesaria y establecer un precedente importante para la expansión futura del cannabis medicinal (y posiblemente incluso recreativo) en el Estado de la Florida. Una votación sobre la "Enmienda 2" iba a tener lugar en el futuro cercano.

Dos años más tarde, el 8 de noviembre de 2016, el pueblo de Florida aprobó la Iniciativa para la Legalización de la Marihuana Medicinal de la Florida, también llamada "Enmienda 2," aprobando el uso del cannabis para propósitos medicinales en el alivio de afecciones médicas debilitantes. Fue aprobada por 6.518.919 de votos por el sí (71%) y 2.621.845 votando no (28%), de acuerdo con el Secretario de Estado de la Florida. El objetivo del proyecto de ley era ayudar a aliviar el sufrimiento de cualquiera en el Estado de la Florida que tuviera una afección debilitante. Fue de la Enmienda 2 que obtuvimos nuestra lista de diagnósticos para los cuales puede ser recomendado el cannabis medicinal (listados más adelante en este capítulo y discutidos en mayor detalle en la siguiente sección).

Con la Enmienda 2, ahora el cannabis medicinal podía ser recomendado por un médico calificado si él cree que los beneficios de su uso superan los riesgos potenciales para la salud. Específicamente, permitió el uso del cannabis medicinal tomando píldoras, aerosoles, aceites, o vapeo ("vaping"), pero prohibió fumar cannabis (lo cual solo ahora, al momento de escribir este libro, se ha vuelto permitido por las leyes de la Florida).

La Secretaría de Salud de la Florida ha creado una infografía que explica el calendario de implementación de la ley que permite el cannabis medicinal en la Florida, resumido aquí para su atención:

DEPARTAMENTO DE SALUD DE LA FLORIDA

Oficina de Uso Compasivo Cannabis de THC Bajo y Cannabis Medicinal

Calendario de Implementación

———————————

- 1 de julio de 2014: Se estableció la Oficina de Uso Compasivo

- 28 de mayo de 2015: Código Administrativo de Florida Capítulo 64-4 Norma Definitiva Ratificada. Entra en vigor el 17 de junio de 2015

- 8 de julio de 2015: Solicitudes de Organizaciones Dispensadoras Aceptadas

- 23 de noviembre de 2015: Organizaciones Dispensadoras Anunciadas
  1. CHT Medical
  2. Knox Medical
  3. Modern Health Concepts
  4. Surterra Therapeutics
  5. Trulieve

- 14 de diciembre de 2015: Impugnaciones Recibidas: 13 Demandas Administrativas y 1 Contra Demanda

- 5 de febrero de 2016: Cinco Organizaciones Dispensadoras Solicitan Autorización para Cultivar / Se otorga Autorización para Cultivar a Organizaciones Dispensadoras:

  - Surterra Therapeutics (17 de febrero de 2016)
  - Trulieve (29 de febrero de 2016)
  - Modern Health Concepts (14 de marzo de 2016)
  - CHT Medical (22 de junio de 2016)
  - Knox Medical (7 de julio de 2016)

- 25 de marzo de 2016: El Gobernador Scott firma HB 307 para convertirla en Ley

- 6 de abril de 2016: The Green Solution (Vivero San Felasco) Aprobada como sexta organización dispensadora

- 11 de julio de 2016: Está disponible el Registro de Uso Compasivo

- 12 de julio de 2016: Todas las Organizaciones Dispensadoras cultivan Cannabis

- 22 de julio de 2016: Se inició Dispensación en la Florida

Al momento de escribir este libro, la ley vigente que regula la recomendación por médicos y el uso por pacientes del cannabis en la Florida es el Proyecto de Ley 8-A del Senado ("SB 8-A Uso Medicinal de la Marihuana"), cuyo resumen oficial establece:

> Uso Medicinal de la Marihuana; Establece una exención del impuesto estatal sobre las ventas, uso, y otras transacciones para la marihuana y dispositivos de administración de marihuana usados para propósitos medicinales; establece condiciones médicas de calificación para que un paciente sea elegible para recibir marihuana o un dispositivo de administración de marihuana; provee el establecimiento de laboratorios de pruebas de marihuana medicinal; establece la Coalición para la Investigación y Educación de Marihuana Medicinal dentro del H. Lee Moffitt Cancer Center and Research Institute, Inc., etc. APROPIACIÓN: US$ 15.143.440.
>
> Fecha Efectiva: 23/06/2017

Para poder recomendar cannabis medicinal en el estado de la Florida, un médico licenciado tiene que tomar un curso de 8 horas y aprobar el examen posterior. Hay diagnósticos específicamente mencionados que están permitidos para recomendaciones de cannabis en la legislación actual de la Florida, y muchas personas suponen que estas son las únicas afecciones para las cuales se puede recomendar actualmente el cannabis, pero eso no es cierto. Hay una estipulación en la legislación actual de la Florida que establece que cualquier médico certificado que considere el uso del cannabis más beneficioso que perjudicial para un paciente, puede prescribir cannabis para ese paciente, inclusive fuera de los diagnósticos mencionados específicamente. Se tiene que diligenciar un documento y presentarlo al Estado de la Florida. Se tiene que proporcionar documentación soporte que equipare esa condición con una de las condiciones existentes, pero la legislación actual lo ha previsto.

Esos diagnósticos mencionados para los cuales el Estado de la Florida permitirá legalmente la recomendación del cannabis como tratamiento por médicos regulados con licencia se listan a continuación:

1. Cáncer
2. Epilepsia
3. Glaucoma
4. VIH
5. SIDA
6. TEPT (Trastorno por Estrés Post Traumático)
7. ELA (Esclerosis Lateral Amiotrófica)
8. Enfermedad de Crohn
9. Enfermedad de Parkinson
10. EM (Esclerosis Múltiple)

Entre las condiciones comparables a las anteriores se incluyen el dolor crónico no maligno causado por, u originado, o persistente de, una condición listada arriba, otras condiciones terminales, y más.

Y aunque eso es lo que está cubierto, hay tres clases de personas que están cubiertas:

1. **Pacientes calificados**: "Una persona que ha sido adicionada al Registro de Uso de la Marihuana Medicinal por un médico calificado y puede comprar marihuana medicinal y dispositivos usando su tarjeta de identificación."

2. **Cuidador**: "Una persona que se ha comprometido a ayudar a un paciente

calificado y tiene una tarjeta de identificación de cuidador."

3. **Médico calificado**: "Un médico que está certificado para ordenar cannabis de THC bajo, marihuana medicinal y dispositivos de administración para un paciente calificado, y está en el Registro de Uso de Marihuana Medicinal."

En este libro, espero desmitificar y dar un aspecto más profesional al campo que amo, de forma que las personas en todo el Estado que sufren de alguno de estos diagnósticos se sentirán empoderados para buscar la mejor solución posible que tengan disponible para ellas y sus seres queridos. Las cosas están cambiando. Actualmente se está discutiendo la legalización del cannabis en forma de tabaco (entre once demandas actuales contra el Estado) y un nuevo banco (con autorización federal) ya ha dicho que vendrá a la Florida:

> "Previendo 'una industria de múltiples miles de millones de dólares aquí,' el director de GRN Funds, una compañía con sede en Seattle dice que su firma ha llegado a Florida para ofrecer servicios bancarios a los proveedores de marihuana medicinal del Estado."

Esto significa que más médicos podrán y estarán dispuestos a recomendar el cannabis por sus propiedades sanadoras, y en lugar de haber malentendidos debido a propaganda anticuada, el cannabis puede tomar su lugar legítimo como una solución completamente natural libre de efectos secundarios, altamente considerada y entendida por sus muchos beneficios, investigada, recomendada, y abiertamente discutida a la luz del día.

Mientras tanto, podemos y ahora sí hemos establecido metas para tratamiento cuando se emplee el cannabis medicinal en el caso de estos diferentes diagnósticos.

- Cáncer: Maneja las náuseas, el vómito, la anorexia, la pérdida de peso, restaura el sistema inmunológico, etc.

- Epilepsia: Disminuye el número de convulsiones por día, semana, o mes y elimina los múltiples MAE (medicamentos antiepilépticos).

- Glaucoma: Disminuir la presión intraocular.

- VIH (virus de inmunodeficiencia humana) y SIDA (síndrome de inmunodeficiencia adquirida): Restaura el sistema inmunológico y maneja el síndrome de emaciación (consuntivo)

- TEPT (trastorno de estrés post traumático): Trata la ansiedad, la depresión, los terrores nocturnos, etc.

- ELA (esclerosis lateral amiotrófica, endurecimiento anormal del tejido corporal): Maneja los espasmos musculares y el dolor asociado con los espasmos.

- Enfermedad de Crohn: Maneja los síntomas GI (gastrointestinales) y trata la anorexia, la pérdida de peso, y restaura el sistema inmunológico.

- Enfermedad de Parkinson: Disminuye y/o elimina los temblores en reposo, la bradicinesia[9] y la discinesia (deterioro de movimiento voluntario).

- EM (esclerosis múltiple): Maneja los espasmos y el dolor muscular asociado con los espasmos.

Ahora los doctores están obteniendo más experiencia con la recomendación del cannabis medicinal y los investigadores están descubriendo más acerca de su prescripción y uso a medida que las ataduras legales se aflojan en todos los Estados Unidos y en todo el mundo. El trabajo de un médico es sanar, y primero, no hacer daño. Cuando vemos lo que puede hacer el cannabis medicinal y lo que potencialmente podría hacer a medida que lo entendamos mejor y lo usemos, estos dos estándares pueden ser más fácilmente logrados con los pacientes.

---

[9] Bradicinesia (o bradiquinesia) significa lentitud de movimiento y es una de las manifestaciones fundamentales de la enfermedad de Parkinson. Debilidad, temblor y rigidez pueden contribuir, pero no explican completamente la bradicinesia. — https://academic.oup.com/brain/ article/124/11/2131/302768

[11] Convirtiéndose en Paciente

"Si usted reemplaza el tabaco y el alcohol por marihuana, agregará entre ocho y 24 años a su vida."

–JACK HERER

Autor y Activista estadounidense por los Derechos al Cannabis

¿CÓMO HACE USTED PARA convertirse en un paciente al que se le recomiende cannabis medicinal en el Estado de la Florida? El primer paso para convertirse en un paciente de cannabis medicinal legal es consultar a un médico calificado para un examen de certificación. De conformidad con el SB1030, aprobada en el 2014, para ser un paciente de cannabis en la Florida, usted tiene que estar "sufriendo de cáncer o una condición médica física que crónicamente produce síntomas de convulsiones o espasmos musculares severos y persistentes" y entonces su médico calificado podrá recomendar para su uso médico cannabis de THC bajo para aliviar sus síntomas, si no existen para usted otras opciones de tratamiento alternativo satisfactorias. Adicionalmente, usted tiene que ser residente permanente de la Florida, y haber establecido una relación doctor-paciente de 90 días.

Cuando se aprobó la Enmienda 2 en el 2016, se definió con más precisión; que para ser un paciente de cannabis medicinal usted tiene que tener una afección debilitante como: "cáncer, epilepsia, glaucoma, estatus positivo para el virus de inmunodeficiencia humana (VIH), síndrome de inmunodeficiencia adquirida (SIDA), trastorno de estrés post traumático (TEPT), esclerosis lateral amiotrófica (ELA), enfermedad de Crohn, enfermedad de Parkinson, esclerosis múltiple, u otras afecciones médicas debilitantes del mismo tipo o clase, o comparables a aquellas enumeradas, y para las cuales un médico cree que el uso medicinal de la marihuana probablemente excedería los riesgos potenciales de salud para un paciente."

Y ahora, "a partir de marzo de 2017, todos los pacientes y representantes legales tienen que obtener una Tarjeta de Identificación de Registro para llenar una orden por cannabis con THC bajo, cannabis medicinal, o un dispositivo administrador de cannabis en una de las organizaciones dispensadora del Estado." Para solicitar el ingreso como paciente y obtener una tarjeta de identificación de registro, usted tiene que ser residente de la Florida, sufrir de una afección debilitante que califique, y enviar una solicitud diligenciada a la Oficina de Uso de Marihuana Medicinal de la Florida.

Para iniciar su proceso de solicitud en línea, primero pida a su médico calificado que ingrese su dirección de correo electrónico en el registro en línea. Entonces, inmediatamente a usted le envían un correo electrónico que le permitirá iniciar el proceso para obtener su tarjeta de marihuana medicinal en la Florida. Actualmente, su foto es cargada desde el departamento de vehículos automotores, y usted tendrá que pagar unos derechos de registro de 75 dólares. Las tarjetas permanecen activas por un año. Puede que usted obtenga una tarjeta temporal hasta que su tarjeta permanente llegue en forma de un correo electrónico procedente de la Oficina de Uso de Marihuana Medicinal, la cual le permite ir a cualquier dispensario en el estado de Florida y comprar su medicina.

Como puede ver, la forma de proceder para obtener cannabis recomendado y administrado es diferente a una típica receta/prescripción medica por su doctor. Es mucho más preciso y más cuidadosamente monitoreado que la forma "convencional". Como lo acabo de mencionar, su médico entrenado en el uso del cannabis primero ingresa su recomendación en un registro digital de pacientes a nivel del Estado. No hay que escribir una prescripción en papel, per se. Yo, o su médico calificado, coloco la orden o la recomendación en línea. Usted entonces va a uno de los diferentes dispensarios en todo el estado de la Florida. El administrador del dispensario busca su nombre y ve la orden que he diligenciado para usted. Luego, el dispensario le dice (a usted, el paciente) lo que puede obtener con base a mi recomendación. Entonces, usted selecciona entre los productos disponibles y recomendados que hay en un menú.

Como su médico, ingreso lo que aconsejo como su dosis recomendada, y luego también lo guio a través de sus alternativas disponibles en cuanto a administrar su cannabis. Los productos disponibles han incluido aceites y a partir de marzo de 2019, el Gobernador de la Florida, Ron DeSantis, firmó para convertir en ley, el SB 182, permitiendo la versión "fumable" del cannabis medicinal. Si usted hace vapeo ("vaping"), una inhalación de tres segundos rinde 1.6 miligramos de THC. Si usted está usando aceite sublingual u oral, entonces el gotero tiene un indicador (0,25, 0,5, 0,75, o 1 mililitro), o usted puede conseguir una jeringa y se le dará una hoja que explica, por ejemplo, 0,1 mililitro rinde tantos miligramos de THC. Entonces, si he recomendado, digamos, 5 miligramos, su hoja lo guiará hasta cuánto aceite tomar con el gotero para llegar a su dosis de 5 miligramos. Hay atomizadores nasales, inhaladores dosificadores, tazas de vapeo de flor seca, cápsulas, atomizadores orales, cremas tópicas, parches, y supositorios. Aunque los comestibles están permitidos por el SB 8A, al momento de escribir este libro, el Departamento de Salud de la Florida todavía no había proporcionado orientación a los Centros de Tratamiento con Marihuana Medicinal sobre cómo proceder en la dispensación de los comestibles.

Usted obtiene instrucciones mías (su médico de atención primaria probablemente no tendrá ni idea de cómo proceder con esto) y del dispensario aprobado por el Estado. Y lo que acabo de describir como ejemplo, es la forma cómo se hacen las cosas actualmente en el Estado de la Florida. En otros estados puede ser totalmente diferente. En su mayor parte, es un proceso eficiente y fácil de seguir, no hay nada misterioso en él; todo está fuertemente regulado y dirigido a aquellos con diagnósticos legales especificados por el estado u otras instancias donde yo decido que los beneficios del cannabis excederían cualquier desventaja para su caso particular. Todo se hace cuidadosamente, y se crea una contabilidad digital de todo. También yo hago que usted mantenga una bitácora o un diario de cómo le está yendo. De esa forma, cuando usted venga a mi consulta, yo puedo evaluar y decidir con base en resultados qué necesita hacerse en su caso.

Ahora están disponibles (en la Florida) productos que son bajos en THC y productos que son altos en THC—el agente psicoactivo que está en el cannabis. Habrá una sensación de euforia cuando se tomen productos que incluyan THC alto. Los productos CBD son bajos en THC. Ambos están disponibles en el estado de la Florida. Lo que recomiendo para usted es específico para su caso y todo depende de lo que es apropiado para usted y su situación, basados en su diagnóstico.

Algunos de estos productos se han vuelto muy conocidos. Un producto que ya hemos mencionado, una cepa llamada "Charlotte's Web", es un producto de THC bajo famoso por aliviar convulsiones en niños pequeños, y que, debido a que está disponible, ha impulsado una migración de muchas familias a Colorado, donde pueden obtenerlo fácil y legalmente para sus niños. "Hailey's Hope" es otro producto de THC bajo, como lo son "Palmetto Harmony", Mindful Medicinals, y Green Roads World. Todos estos, todos bajos en THC, están disponibles sin recomendación médica y usted los puede comprar por su cuenta. Cada uno de ellos proviene del cáñamo, y el cáñamo es legal en todos los 50 estados, de acuerdo con el Proyecto de Ley Agraria de 2018. Sanjay Gupta hizo un documental fantástico sobre esto para CNN, el cual recomiendo.

Originalmente había cinco "titulares" o cultivadores de cannabis aprobados por el Estado en la Florida, pero ahora hay cultivadores en toda la Florida, cultivando la medicación para todos los dispensarios. Esa cifra sigue creciendo, y aunque al momento de escribir este libro hay entre 11 y 14 titulares licenciados que yo conozca, ya podría haber más. Y aunque todos estos que he mencionado son titulares licenciados, no todos están dispensando. Están en fases distintas del proceso. Actualmente hay solo un puñado que está cultivando y dispensando, y están en el Sur de la Florida, en el Centro de la Florida, y en el Noroeste de la Florida. Hay "cultivos" en las afueras de Tampa, en las afueras de Tallahassee, Lake Worth, y más emergiendo continuamente.

He mencionado los métodos mediante los cuales se puede tomar cannabis medicinal de acuerdo con la legislación actual; y para ser más específicos, ellos incluyen:

- Fumar, vapeo o atomizador intranasal
- Oralmente, con aceites, tinturas y comestibles
- Sublingualmente, con un gotero
- Tópicos que se aplican a la piel
- Rectalmente

Inicialmente, aunque el cannabis medicinal había sido aprobado en la Florida, el cannabis de fumar no. El prominente abogado de la Florida, John Morgan (de la firma de abogados Morgan & Morgan) entabló una denuncia contra el Estado de la Florida y un juez en Tallahassee comenzó a oír testimonio sobre si la legislatura actuó inconstitucionalmente al prohibir la planta completa y el fumar cannabis. Es gracioso, porque en lo que respecta a fumar un cigarrillo de tabaco producido comercialmente en lugar de un cigarrillo de cannabis o "porro," hay agentes cancerígenos / carcinógenos en uno (el cigarrillo) y no cancerígenos / carcinógenos en el otro (el porro). Además, el cannabis contiene CBD, el cual funciona como antioxidante y antiinflamatorio, entonces ayuda a proteger el pulmón en vez de destruir o demoler el pulmón, como lo hacen los cigarrillos. Por cierto, los carcinógenos que aparecen en los cigarrillos comerciales provienen de todo el procesamiento que se realiza. Como resultado, hay más que tabaco allí. Hay alquitrán, nicotina, y todo tipo de otros preservativos y aditivos. Originalmente, el tabaco era sencillamente cultivado, secado, luego colocado en una pipa y se fumaba. Hoy, hay bastantes aditivos en ellos que no son buenos para nosotros, como todos lo sabemos.

Hay un argumento válido que mencionar para fumar cannabis. Un cigarrillo típico de cannabis o "porro" consta de aproximadamente entre 0,5 y 1 gramo de cannabis y el contenido de THC es aproximadamente 4 por ciento o de 20 mg a 40 mg, respectivamente. Cerca de la mitad del THC en un porro de cannabis herbal es inhalado en el humo directo. Casi todo es absorbido a través de los pulmones, rápidamente entra al torrente sanguíneo y llega al cerebro en minutos. El efecto máximo se experimenta al pasar 30 minutos y dura entre 2 y 3 horas. Este inicio rápido y la caída predecible permite una dosificación efectiva que no es posible con los cannabinoides orales.

Una vez absorbido, el THC y otros cannabinoides se distribuyen en forma rápida a todos los demás tejidos a frecuencias que dependen del flujo sanguíneo. Como son extremadamente liposolubles, los cannabinoides se acumulan en el tejido adiposo, alcanzando concentraciones pico en 4-5 días. Entonces son lentamente reinsertados dentro de otros compartimientos del cuerpo, incluido el cerebro. Debido a la retención en grasa, la vida media de eliminación de tejidos del THC es aproximadamente 7 días, y la eliminación completa de una dosis sencilla puede tomar hasta 30 días.

Comparando la administración por fumada (humo) versus la vaporizada, un estudio encontró un más alto THC sérico a los 30 minutos y 60 minutos posterior a la inhalación con vaporización y niveles de THC sérico comparables sobre el período de 6 horas restante. También, la vaporización fue preferida por el 80 por ciento de los sujetos en el estudio.

Sin embargo, la biodisponibilidad después de la ingesta oral es mucho menor. Las concentraciones sanguíneas alcanzadas son el 25-30 por ciento de aquellas obtenidas fumando la misma dosis, en parte debido al metabolismo de primer paso en el hígado. La aparición del efecto es demorada (0,5-2 horas) pero la duración es prolongada debido a la lenta absorción continua desde el intestino.

Los cannabinoides son altamente hidrofóbicos, haciendo que el transporte a través de la capa acuosa de la piel sea el paso que limita el flujo en el proceso de difusión.

 No existen estudios clínicos con relación a la absorción percutánea de ungüentos, cremas, o lociones que contienen cannabis. No obstante, se han llevado a cabo algunas investigaciones sobre entregas transdérmicas de cannabinoides sintéticos y naturales utilizando un parche cutáneo. Un parche que contiene 8 mg de THC sugirió un período de absorción de 1,4 horas en un modelo de conejillo de indias, y esta concentración se mantuvo durante al menos 48 horas.

Se sabe que el Cannabis se consume en productos de panadería tales como galletas o brownies, o se toma como tés o infusiones. Sin embargo, la absorción de estos productos por vía oral es lenta y errática, como se mencionó previamente; la aparición de efectos es demorada y los efectos duran mucho más en comparación con el vapeo. Las dosificaciones para productos administrados oralmente están aún menos bien establecidas que para la vaporización. La dosificación continúa siendo un asunto muy individualizado. Los pacientes que no tienen experiencia previa con cannabis y están iniciando terapia de cannabis inhalado por primera vez son advertidos para que comiencen con una dosis muy baja (0,2 mg/kg para los inexpertos, y 0,5 mg/kg para los más experimentados) y que paren la terapia si ocurren efectos secundarios inaceptables o indeseables.

El Cannabis tiene muchas variables que no encajan bien con el típico modelo médico de prescripción de medicamentos; por ejemplo:

- La compleja farmacología de los cannabinoides
- Las diferencias inter-individuales (genéticas) en la estructura y función del receptor cannabinoide
- Las diferencias inter-individuales (genéticas) en el metabolismo del cannabinoide que afectan la biodisponibilidad del cannabinoide
- Tolerancia farmacológica a los cannabinoides,
- Cambios en la distribución / densidad y/o función del receptor cannabinoide como consecuencia de un trastorno médico
- La potencia variable del material de la planta de cannabis
- Todos los diferentes regímenes de dosificación y vías de administración utilizadas en diferentes estudios de investigación contribuyen a hacer difícil el reporte de dosis precisas o a establecer horarios de dosificación uniformes para el cannabis y/o cannabinoides

¿Cuál es el punto? Las recomendaciones para el cannabis medicinal son, y deben ser, asuntos muy individualizados y monitoreados estrechamente entre usted y su médico calificado en cannabis medicinal. Pero volverse un paciente no es imposible; de hecho, con orientación puede ser muy sencillo.

De acuerdo con la Oficina de Uso de la Marihuana Medicinal (OMMU, por sus iniciales en inglés) del Departamento de Salud de la Florida, hoy hay más de

200.000 pacientes en el registro de cannabis medicinal, más de 2.000 médicos calificados que pueden recomendar legalmente su uso, 13 centros de tratamiento de marihuana medicinal aprobados, y otros asuntos legales tales como la capacidad de cultivar su propio cannabis, están avanzando. Las cosas están cambiando, y a medida que más personas descubren la verdad y se enteran de las posibilidades del cannabis como un remedio natural y efectivo, más desaparecen las mentiras del pasado, y más rápido cambian las cosas para mejor.

De hecho, mientras escribo este libro, todavía otro cambio importante ha ocurrido.

[12] Consumir Cannabis

"Por supuesto sé como armar un porro."
—MARTHA STEWART
Personaje de TV

Con vigencia a finales de marzo de 2019, el proyecto de ley 182 del Senado fue firmado por el gobernador de la Florida Ron DeSantis para convertirse en ley. La ley establece que los centros de tratamiento con marihuana medicinal ("CTMM" o dispensarios en los Estados Unidos—en Canadá se llaman Productores Licenciados o "PL") ahora pueden tener cigarrillos de marihuana pre-armados (también conocidos como "porros") o ahora pueden suministrar la flor seca (o "cogollo"). La flor se está vendiendo en paquetes de 3,5 a 4 gramos, lo cual es aproximadamente un octavo de onza (donde una onza es 28,3495 gramos). Actualmente, un paquete de 3,5 a 4 gramos vale entre 33 y 55 dólares, dependiendo del quimiovar que se esté obteniendo. (Lo que tradicionalmente ha sido llamada una cepa de cannabis, tal como índica, sativa, o hibrida, realmente debería llamarse un quimiovar o subespecie. La gente de la industria con frecuencia y erróneamente ha utilizado el término cepa. Sin embargo, las cepas solo ocurren en las bacterias y los virus. Por otra parte, las plantas no pueden tener una cepa. En las plantas se tiene una familia, o un género, se tiene la especie o la subespecie. No obstante, la gente ha estado usando el término cepa para referirse a diferentes subespecies o quimiovares de cannabis.) Como está redactada la ley hoy, los pacientes pueden obtener como máximo 2,5 onzas cada 35 días.

Entonces, en la Florida ahora sí tenemos disponible la flor o cogollo para que los individuos la fumen o utilicen de muchas otras maneras, además de los aceites que hemos tenido hasta ahora. Por supuesto, los aceites son grandiosos para vapeo, para uso sublingual, para uso en la mucosa bucal en forma de aerosol, para inhalación en forma de aerosol nasal o inhalador como los inhaladores tradicionales para asma. La flor puede ser fumada o también puede ser vaporizada. Usted puede comprar un vaporizador de mano para la flor, y uno de los más populares es producido por una compañía llamada PAX. Esos son geniales porque se puede controlar la configuración de temperatura del vaporizador. Y eso es importante porque ciertos cannabinoides tienen diferentes puntos de ebullición y si se usa una configuración de calor demasiado alto se pueden quemar algunos de los cannabinoides. Pero al usar una configuración de calor más baja, se pueden utilizar y obtener más de los cannabinoides de la planta. Si visita mi página web www.JosephRosadoMD.com, podrá obtener un informe gratuito que lista y explica todos los puntos de ebullición más importantes para el cannabis, al igual que puntos de ebullición para ciertas otras hierbas y plantas que pueden ser vaporizadas para propósitos de curación. Por ejemplo, lavanda, manzanilla, albahaca y romero. Todas ellas pueden ser vaporizadas junto con el cannabis para acentuar las propiedades curativas del cannabis utilizando terpenos que proporcionan algunas de las propiedades curativas al igual que el olor y el sabor, y que ayudan en las propiedades anti-inflamatorias o ayudan con relajación, acción calmante, sueño, energía, etcétera.

Otra ventaja de poder procesar la flor completa es que se puede utilizar para infusionar alimentos. Se puede hacer esto ya sea sin descarboxilación (sin "cocinar" el cogollo) o después de la descarboxilación. Lo explicaré, porque hay ventajas en ambos estados del cannabis. Al usar la flor seca y cruda, sin calentarla primero, se obtienen muchos de los beneficios del cannabis sin la euforia porque usted está dejando intactas las propiedades ácidas naturales del cannabis. El componente ácido tiene muchas propiedades antioxidantes, tiene muchas propiedades antiinflamatorias, y tiene propiedades anti-cancerígenas, sin que haya euforia. Por ejemplo, la flor del cannabis contiene THCA—que es THC con su ácido natural. Ingerir cannabis en este estado proporcionará los beneficios adicionales del componente ácido sin la excitación o euforia, a las cuales solo se tiene acceso después de calentar suficientemente el cannabis para convertir el THCA en THC. Por esta razón la marihuana recreativa tiene que ser calentada para proporcionar una excitación (euforia), sea al fumarla o cocinarla, por ejemplo. Calentar el cannabis lo suficiente para convertir el THCA en THC se llama descarboxilación. Antes de ser calentado a una temperatura de 220 grados Fahrenheit (aproximadamente 104 grados Celsius), el cannabis tiene COOH, o ácido carboxílico. Cuando la planta se calienta a 220 grados o más durante una cantidad de tiempo suficiente se vuelve descarboxilado, es decir que pierde la propiedad ácida. El CBDA o el THCA o el CBGA, que son las versiones ácidas de los cannabinoides, serán descarboxilados, convirtiéndose en CBD, THC, y CBG.

O, se puede usar la flor no cocida e infusionarla en aceites, como el aceite de coco o el aceite de oliva, y hacer un aderezo para su ensalada. O, se puede usar la flor, el mismo cogollo, picarla y colocarla directamente en su ensalada. O puede usar el cogollo y ponerlo en su jugo, si le gusta el jugo. También se pueden hacer teses con ella. Hirviendo agua, quitándola del elemento calefactor, colocando el cogollo allí y dejándolo remojar por 20 minutos, usted podrá hacer un té fenomenal que ayudará a su relajación, le ayudará a dormir, etcétera. Usted puede colocar algo de cannabis en una olla de cocción lenta con el aceite que quiera y dejarla reposar por aproximadamente cuatro horas y, de esa manera, infusionar su aceite. O usted puede hacer una salsa pesto. Coloque verduras pequeñas, un poco de albahaca y piñones. A eso, le puede agregar cannabis y rociar con el aceite de oliva mientras se está revolviendo en su procesador de comida. Como el cannabis es lipofílico—le encanta la grasa—se enlaza al aceite de oliva.

Entonces, se obtiene un rico componente comestible con la flor. También se puede hacer sus propios comestibles —tortas, galletas, brownies, inclusive ositos de goma. Hay algunas recetas estupendas en Leafly.com. (Hice referencia a Leafly cuando traté las diferentes subespecies y los distintos quimiovares—el Blue Dream, Pineapple Express, Granddaddy Purple—especialmente en términos de los porcentajes de CBD sobre THC y algunos de los beneficios científicos. De hecho la semana pasada fui entrevistado por Leafly sobre el tema del cannabis para las alergias, ya que iniciamos la temporada de alergias.)

"Erróneamente creí que la Agencia Antidrogas listó la marihuana como una sustancia del Programa 1, debido a sólidas pruebas científicas. Sin duda, tienen que tener razones de calidad por las que la marihuana está en la categoría de las drogas más peligrosas que tienen 'uso medicinal no aceptado y un alto potencial para el abuso.'"

"No tenían la ciencia para apoyar esa afirmación, y ahora sé que cuando se trata de marihuana, ninguna de esas cosas son ciertas. No tiene un alto potencial para el abuso, y hay aplicaciones medicinales muy legítimas. De hecho, algunas veces la marihuana es lo único que funciona …"

"Hemos sido engañados terrible y sistemáticamente por casi 70 años en los Estados Unidos, y pido disculpas por mi propio papel en ello."

—DR. SANJAY GUPTA
8 de agosto de 2013,
"Why I Changed My Mind on Weed,"
("Por qué cambié mi opinión sobre la Hierba")
CNN.com

PARTE IV: SANACIÓN

{ 1 } CÁNCER

"Me hizo sentir que tenía apetito por primera vez en, probablemente, seis meses. En lugar de estar tendida pensando en lo enferma que me sentía en todo momento – lo cual no era mi personalidad, y era muy molesto para toda mi familia— estaba de pie cocinando, lo cual no era algo que hubiera hecho desde que no me había sentido bien."

—KATE MURPHY
Paciente de Cannabis

ES NATURAL Y SALUDABLE que nuestras células se dividan y se reemplacen ellas mismas una y otra vez durante toda nuestra vida. Pero cuando este proceso se sale de control, y se producen más células de las que se necesitan, así comienza el cáncer y a menudo resulta en la presencia de un tumor o racimo de tales células "extra". No todos los tumores son cancerosos, pueden ser benignos o no cancerosos, pero la mayoría de los cánceres forman tumores. Los tumores benignos no se propagan, no roban nutrientes del cuerpo, ni interfieren con los procesos corporales saludables como lo hacen los tumores cancerosos.

Y si un cáncer comienza a propagarse a otras partes del cuerpo a través del sistema linfático o sanguíneo, esto se llama metástasis, lo cual es un desarrollo grave de la enfermedad, ya que se pueden formar nuevos tumores, y pueden surgir nuevos problemas en varias partes del cuerpo.

Actualmente, hay más de 100 formas conocidas de cáncer. Pueden afectar todas las partes del cuerpo y sus sistemas, y todas pueden ser una amenaza para la vida (mortales). El cáncer ha atormentado al hombre por miles de años, pero solo en los últimos años hemos comenzado a entender la enfermedad y a trabajar para prevenirla y vencerla; sin embargo, los tratamientos tradicionales y sus efectos secundarios son ilustremente controversiales.

¿Qué Son Tratamientos Tradicionales y Efectos Secundarios?

La mayoría de doctores de medicina convencional u oncólogos (los que se especializan en cáncer) recomendarán un plan de tratamiento que incluye algunos o todos los siguientes:

- Cirugía. Esto, junto con la anestesia y los poderosos analgésicos que se necesitan puede tener consecuencias mortales y a costos financieros grande. No obstante, hay instancias donde la cirugía es la ruta más recomendada o, al menos, un ingrediente del plan de tratamiento. La cirugía se recomienda con mayor frecuencia si el cáncer aún no se ha propagado a otras partes del cuerpo.

- Quimioterapia. Utilizar medicamentos poderosos para matar las células cancerosas es un ingrediente típico de un plan tradicional de tratamiento del cáncer. La mayor parte de la quimioterapia se administra a través de inyecciones, cremas tópicas, u oralmente. Y aunque los efectos secundarios varían, son típicos los siguientes:

- o Dolor
- o Pérdida del cabello
- o Náuseas
- o Vómito
- o Fatiga
- o Diarrea
- o Llagas orales (en la boca)
- o Y, (a largo plazo) daños de los nervios e infertilidad

• Radiación. Algunas veces la radiación es un tratamiento independiente en la medicina occidental tradicional, y en ocasiones es parte de un plan de tratamiento más largo. A menudo la aplicación de radiación no es dolorosa, pero puede venir a partir de entonces seguida por fatiga, dolor, y erupciones en la piel, y otros daños en el largo plazo a las áreas circundantes.

• Terapia dirigida, en la cual se administran drogas para prevenir el crecimiento o propagación de células cancerosas.

• Inmunoterapia o terapia biológica, estimulando el propio sistema inmunológico del cuerpo de forma que supere el cáncer.

- Terapia hormonal contra cánceres que utilizan hormonas para crecer tales como el cáncer de mama y el de próstata.

- Trasplantes de células madre, en los cuales se toman células madre sanas del hueso o de la sangre y se usan para reemplazar aquellas células destruidas por otras formas de tratamiento de cáncer.

- Terapia fotodinámica, donde las drogas se agregan a la sangre y se usa una forma de luz para matar células cancerosas.

¿Cómo Funciona el Cannabis Medicinal para el Cáncer?

Náuseas y Vómito

Quizás el cannabis es más conocido por su habilidad para reducir las náuseas y el vómito causado por la quimioterapia. Es tan eficaz que una píldora de THC (Marinol) ha sido aprobada por la FDA para el tratamiento de las náuseas y vómitos inducidos por la quimioterapia desde el 1985.

Pérdida de Peso y Apetito

Junto con las náuseas, los pacientes que se someten a quimioterapia a menudo encuentran difícil mantener su peso normal. El cannabis ha demostrado no solo aliviar las náuseas sino, también, estimular el apetito. Para pacientes con cáncer, el cannabis puede ayudar a mejorar la ingesta de alimento y prevenir la pérdida insalubre de peso.

Estado de Ánimo

Los pacientes de cáncer con frecuencia sufren de trastornos de estado de ánimo como depresión. Aunque no es un secreto que la marihuana hace que los usuarios se sientan bien, la investigación parece explicar el porqué. Como se ha encontrado en muchos estudios, los químicos en el cannabis parecen tener significativos efectos ansiolíticos y antidepresivos.

Dolor

Otro efecto bien conocido del cannabis es el alivio del dolor. Y aunque sus beneficios parecen abarcar un rango de trastornos de dolor crónico, los estudios muestran que el cannabis también puede ayudar a reducir el dolor en el área del cáncer.

Sueño

Los pacientes con cáncer generalmente sufren de problemas del sueño, incluyendo la dificultad para dormirse y mantener el sueño. Por otra parte, la somnolencia es uno de los efectos secundarios más comúnmente reportados del cannabis. También se ha demostrado que el THC mejora el sueño en pacientes que se someten a quimioterapia.

Fatiga

La fatiga relacionada con el cáncer también puede causar que los pacientes se sientan somnolientos durante el día. Curiosamente, el cannabis parece ayudar a los pacientes a combatir la fatiga diurna, mientras al mismo tiempo ayudan a los pacientes a dormir en la noche. Su efecto multifacético en el sueño puede depender de la cepa de cannabis y el saldo de cannabinoides que ella contiene.

Estreñimiento

Los químicos que tiene el cannabis ayudan a regular el sistema digestivo y han sido sugeridos como tratamiento para un amplio rango de trastornos intestinales. Aunque el cannabis parece ayudar reduciendo los movimientos del intestino en los trastornos intestinales inflamatorios, parece tener un efecto opuesto en el estreñimiento.

Comezón (prurito)

La comezón puede ser un efecto secundario de varios cánceres, así como de varios tratamientos contra el cáncer. Aunque las causas subyacentes de la comezón en pacientes de cáncer varían, el cannabis parece ayudar a algunos pacientes a lidiar con este irritante síntoma.

General

Quizás el beneficio más prometedor (y controversial) del cannabis en el cáncer es el tratamiento del cáncer mismo. Aunque estudios preclínicos durante largo tiempo han respaldado la habilidad del cannabis para matar células cancerígenas y para detener la propagación de la enfermedad, la comunidad médica señala que hace falta investigación humana. A pesar de ello, he visto la reducción de tumores en pacientes que son tratados con cannabis medicinal.

Mi Experiencia

Trabajo con todo tipo de cáncer, desde niños que tienen rabdomiosarcoma, hasta adultos con cáncer de próstata, de mama, de pulmón, astrocitoma / cerebral, colorrectal, pancreático, la gama completa. Recomiendo los aceites con base de cannabis, el extracto de la planta, para estos individuos. Tengo algunos pacientes que están en remisión – están libres de cáncer, sus tumores se han reducido, sus niveles de energía han aumentado, no tienen náuseas, ni vómito, no hay pérdida de peso, ninguno de los efectos secundarios que ocurren como resultado de haber tenido quimio y radiación. Les va extraordinariamente bien.

A menudo la recuperación de un régimen de quimio y radiación es tan mala o peor que soportar el "tratamiento" tradicional real. La gente que con facilidad está con náuseas, con bajo peso, débil como resultado de su "tratamiento" convencional tradicional, puede continuar beneficiándose del cannabis medicinal porque éste le ayudara a reponer su energía. A causa del componente CBD, le ayudará a reducir y eliminar su inflamación. Los antioxidantes van a comerse esos radicales libres. Y el THC va a ayudar con su estado de bienestar. Va a mantener su apetito y energía, y más.

Tratar a todos estos pacientes con cannabis es muy gratificante porque tengo gente que, como dije, están en remisión. De hecho, hay pacientes que comparto con un hospital el cual no participa, no recomienda cannabis, no se compromete en esto, por supuesto. Los pacientes regresan al hospital después de participar en tratamientos con cannabis y entonces, después de pruebas y exámenes, les dicen que van muy bien, con frecuencia diciéndoles, "Nos vemos en un año para su examen de TEP (Tomografía de Emisión de Positrones)."

Investigación

Hay abundante evidencia de laboratorio que sugiere que el cannabis mata las células cancerígenas de varias formas. Estamos encontrando que los cannabinoides pueden tener los siguientes efectos en el tratamiento de cánceres:

- Efectos antiproliferativos, los cuales evitan que se reproduzcan las células cancerígenas.

- Efectos antiangiogénicos. Los tumores cancerosos necesitan formar nuevos vasos sanguíneos para poder crecer, lo cual parecen evitar los cannabinoides.

- Efectos antimetastásicos, evitando que el cáncer se propague a otros órganos.

- Efectos apoptóticos, donde los cannabinoides aceleran la muerte de células anormales, mientras preservan la vida de las células sanas que están alrededor de ellas.

Algo que nos parece muy emocionante es el hecho de que los cannabinoides tienen la habilidad de atravesar la barrera hematoencefálica, haciendo del cannabis un factor prometedor en las batallas contra el cáncer cerebral, en particular. Y en general, estamos encontrando que cuando el sistema endocannabinoide es estimulado por cannabinoides, tiene un efecto anti-tumor. El THC inyectado en tumores cerebrales en ratones y ratas ha mostrado, en el laboratorio, que reduce el tamaño de los tumores y, en donde se permite, hay más investigación en progreso.

Estudio de Caso

Cuando a Kate Murphy (no es mi paciente) le fue diagnosticado cáncer de mama a sus 49 años y procuraba averiguar sobre la marihuana medicinal para aliviar los efectos secundarios de los tratamientos tradicionales a los que se estaba sometiendo, se sorprendió (y frustró) por la falta de asesoría de sus médicos convencionales sobre el asunto. Pero eso no la detuvo. Estaba sufriendo "náuseas ininterrumpidas" por su quimioterapia, a pesar de intentar todo lo que ellos le estaban recomendando—y el cannabis no estaba entre esas recomendaciones. Después de dos meses de "terapia", Kate, quien ya estaba delgada, perdió 15 libras (aproximadamente 6,8 kilos).

Mientras estaba esperando su primera dosis de quimio, un paciente amigo le dio instrucciones para que se asegurara de obtener marihuana medicinal. En el Estado de Massachusetts, donde vivía Kate, la marihuana medicinal era legal desde hacía seis años, en ese momento, pero para Kate aún era difícil obtener información básica sobre ella de sus médicos tradicionales, y ni mencionar el obtener una tarjeta de marihuana medicinal emitida por el Estado. Básicamente, ella tenía que averiguar las cosas por sí misma. Incluso su oncólogo, al que quiere mucho, tenía poco para ofrecer. Un porcentaje bajo de médicos en Massachusetts (como en la Florida) están realmente entrenados, informados, y registrados para recomendar el cannabis. Pocos toman la capacitación requerida, y pocos deciden confrontar las reacciones y repercusiones que puede tener en la práctica profesional el convertirse en un "doctor de hierba (pot doc)", inclusive si el cannabis es un remedio viable para ser recomendado.

Pero por sí misma, Kate sí encontró un médico conocedor y registrado para recomendar cannabis medicinal, y un dispensario con productos de cannabis de grado medicinal tales como miel impregnada con cannabis, bálsamos para labios, y bombas de baño. Las alternativas podrían haber abrumado a Kate, si no hubiera encontrado a su médico conocedor de cannabis para que le hiciera recomendaciones. Kate probó fumando cannabis y atribuye una mejoría en su estado a solo algunas instancias donde probó el cannabis. "Me hizo sentir como si tuviera apetito por primera vez en, probablemente, seis meses," dijo.

Ella consiguió terminar sus tratamientos y ahora está libre de cáncer.

{ 2 } Epilepsia y Convulsiones

"No oí su risa durante seis meses. Para nada oía su voz, solo su llanto. No puedo imaginar que estaría viéndola tener los progresos que está teniendo, hacer las cosas que está haciendo (sin la marihuana medicinal). No lo doy por sentado. Cada día es una bendición."

—PAIGE FIGI
Madre de Paciente de Cannabis

LAS CONVULSIONES, POR SÍ MISMAS, son episodios de corta duración de contracciones o sacudidas, usualmente en los brazos o piernas, y no necesariamente peligrosos, por supuesto, a menos que usted esté conduciendo un vehículo o haciendo algo más donde una convulsión pudiera crear una situación peligrosa. Por otra parte, la epilepsia es un trastorno del cerebro que causa una actividad eléctrica inusual (en el cerebro), la cual a su vez causa convulsiones. Aproximadamente 125 . 000 estadounidenses son diagnosticados con epilepsia cada año. A menudo, epilepsia y convulsiones son consideradas sinónimos. Usted puede tener a alguien que ha sido diagnosticado con epilepsia, pero luego tiene a alguien con Síndrome de Dravet (SD) o Síndrome de Lennox-Gastaut (SLG), los cuales son trastornos de convulsiones, pero no están incluidos dentro de la epilepsia.

Aunque no hay una causa generalmente aceptada de la epilepsia o las convulsiones, hay ciertas cosas que pueden ser directamente vinculadas a su presencia:

- Infecciones del cerebro
- Alteraciones a la estructura del cerebro
- Tumores cerebrales
- Enfermedades de los vasos sanguíneos y derrames cerebrales
- Traumatismos craneales (lesiones en la cabeza), especialmente cuando son severos
- Y posiblemente, la genética, pues las convulsiones y la epilepsia, algunas veces, parecen estar en la familia

Las convulsiones se clasifican teniendo en cuenta tanto dónde aparecen por primera vez / dónde parecen comenzar en el cerebro, como sus efectos. Las convulsiones focales (parciales) comienzan en un lado del cerebro. Durante una convulsión "focal consciente", la persona está despierta y es capaz de responder a otros durante la convulsión, en contraposición con una convulsión "focal deteriorada" durante la cual la persona no es completamente capaz de interactuar o consciente de lo que está pasando. Las "convulsiones motoras focales" hacen que el cuerpo se contraiga, se sacuda, o haga otros movimientos (involuntarios). Y las "convulsiones no motoras focales" afectan la forma en que el paciente siente o piensa. Las convulsiones generalizadas comienzan en ambos lados del cerebro. Las "convulsiones motoras generalizadas" hacen que el cuerpo se contraiga o se mueva, pero las "convulsiones no motoras generalizadas" no hacen que el cuerpo se mueva en alguna forma particular.

Uno podría moverse involuntariamente o tener ciertas sensaciones cuando se experimenta una convulsión, y generalmente si uno tiene convulsiones, ellas tienden a ser similares en cada manifestación, que pueden incluir las que se mencionan a continuación. Estos fenómenos pueden durar segundos o minutos:

- Sensaciones extrañas
- Experimentar sabores, sonidos, visiones, u olores inusuales
- Tics físicos tales como frotarse las manos o mover los labios
- Contracciones o sacudidas en los brazos o piernas
- Desmayos
- Desorientación, olvidar en dónde está
- Mirar fijamente al espacio.

Además de hacer preguntas acerca de sus estados mental y físico antes, durante, y después de las convulsiones, su doctor probablemente también le recomendará un EEG[10] para buscar actividad eléctrica inusual en su cerebro, al igual que una muestra de sangre para verificar la existencia de infecciones y otras causas posibles. Él o ella también podrá prescribir la toma de unos rayos X poderosos, llamados CT Tomografía Axial Computarizada (TAC), que toma imágenes detalladas e interiores de su cerebro en búsqueda de tumores o infección, o una Imagen por Resonancia Magnética (IRM), que realiza fotos mediante el uso de ondas

---

[10] Un EEG o electroencefalograma es "una prueba que detecta anormalidades en las ondas de su cerebro, o en la actividad eléctrica de su cerebro. Durante el procedimiento, se le colocan en el cuero cabelludo electrodos formados por pequeños discos de metal con cables delgados. Los electrodos detectan pequeñas cargas eléctricas que resultan de la actividad de las células de su cerebro." —www.hopkinsmedicine.org

de radio e imanes (magnetos), en búsqueda de lo mismo. En general, cuando una persona ha tenido al menos dos convulsiones dentro de cualquier período de 24 horas, es posible un diagnóstico de epilepsia.

¿Cuáles son los Tratamientols Tradicionales y los Efectos Secundarios?

Al igual que con otras dolencias mayores, cuando se discuten la epilepsia y las convulsiones, muy frecuentemente la discusión no es acerca de curas, sino sobre el control de los síntomas. Hay tratamientos tradicionales estándar que se prescriben, incluyendo:

- Drogas recetadas. Esta es la forma principal en que la mayoría de médicos trabajan para controlar las convulsiones en pacientes. Entre los medicamentos anticonvulsivos hay una lista larga de prescripciones de marca, que incluye Valporal, Topamax, Lyrica, Dilantin, Ativán, Neurontin, Depacon, Valium, Klonopin, y Tegretol. Los doctores tratan de equiparar el medicamento particular con el tipo de convulsión que el paciente está teniendo, pero, con frecuencia cuando no parece funcionar, ellos siguen adelante y prueban otro.

- Cirugía de cerebro, por medio de la cual su doctor remueve partes de su cerebro o hace cortes en su cerebro en un intento para impedir las convulsiones.

- Dispositivos médicos. Actualmente hay dos dispositivos que utilizan los doctores para evitar las convulsiones: estimulación del nervio vago (ENV) y neuroestimulación reactiva. El primero, (ENV), envía un pulso eléctrico regular a su cerebro, y el dispositivo está instalado en su tórax, justamente debajo de la piel. El último, neuroestimulación reactiva, funciona de forma muy similar, pero el dispositivo está insertado debajo del cuero cabelludo.

- Dieta. La dieta cetogénica es un régimen bajo en carbohidratos, y alto en grasa que se ha encontrado que ayuda a controlar las convulsiones en los niños y posiblemente, también pueden ser de algún beneficio con los adultos. Más investigación está en curso.

En cuanto se refiere a desventajas, parecerían obvias con muchas de las anteriores. Una dieta cetogénica puede ser complicada, desagradable, y difícil de mantener con un niño. Los dispositivos implantados dentro del cuerpo son costosos y por supuesto, indeseables, quizás aún más con cirugía de cerebro. Y las drogas recetadas, por supuesto, son famosas por los efectos secundarios, los cuales para medicamentos anticonvulsivos pueden incluir:

- Temblores
- Visión borrosa
- Ataxia (pérdida de control total del cuerpo—sí, un medicamento anticonvulsivo tiene el efecto secundario de pérdida de control del cuerpo)
- Vértigo (sensación de remolino o pérdida de equilibrio)
- Fatiga
- Vómito
- Cefalea (dolores de cabeza)
- Náuseas
- Mareo

¿Cómo Funciona el Cannabis Medicinal para la Epilepsia y Convulsiones?

Investigación

Evidencia de estudios de laboratorio, informes (casos) anecdóticos, y estudios clínicos pequeños de hace varios años sugieren que el cannabidiol o CBD, un compuesto no psicoactivo del cannabis, podría, potencialmente, ser útil en el control de convulsiones. En el 2012, una revisión literaria de estudios clínicos sobre cannabinoides para epilepsia no pudo dar una conclusión confiable acerca de la efectividad de cuatro ensayos aleatorios controlados de cannabidiol (CBD). Sin embargo, en las 48 personas incluidas en estos informes, no se notaron efectos secundarios. Llevar a cabo estudios puede ser difícil pues los investigadores tienen acceso limitado al cannabis debido a regulaciones federales y un acceso inclusive más limitado al cannabidiol (CBD).

Informes individuales de niños con epilepsia refractaria (o intratable) que han probado el cannabis, usualmente con altas proporciones de cannabidiol por THC, han reportado mejoramientos notables en la frecuencia de las convulsiones, incluido un informe que describe los resultados de Charlotte, una niña con síndrome de Dravet.

Recientemente, en los Estados Unidos ha habido algunos estudios denominados abiertos ("open-labeled") de Epidiolex (una droga derivada del cannabidiol o CBD), que es producida por GW Pharmaceuticals. Epidiolex es un extracto de CBD purificado, 99 por ciento a base de aceite que es producido para suministrar cantidades conocidas y consistentes en cada dosis. La Administración de Alimentos y Drogas de los Estados Unidos (FDA) ha dado permiso a algunos centros de epilepsia para usar esta droga como "uso compasivo" para un número limitado de personas en cada centro. Dichos estudios están en curso para epilepsias difíciles tales como el Síndrome de Lennox-Gastaut (en niños y en adultos) y el Síndrome de Dravet en niños.

Los resultados de 213 personas que recibieron Epidiolex (99 por ciento CBD) en un estudio abierto (sin control de placebo) fueron presentados en la American Academy of Neurology (Academia Americana de Neurología) el 22 de abril de 2015 en Washington DC. Se utilizaron datos de 137 personas que completaron 12 o más semanas usando la droga para mirar qué tan útil o eficaz era la droga. La edad de quienes recibieron Epidiolex osciló entre 2 a 26 años de edad, con una edad promedio de 11 años. Todos tenían una epilepsia que no respondía a los tratamientos actualmente disponibles—25 de los participantes en el estudio, o 18 por ciento, tenía Síndrome de Dravet (SD) y 22, o 16 por ciento, tenía Síndrome de Lennox-Gastaut (SLG).

- Las convulsiones disminuyeron en promedio 54 por ciento en 137 personas que completaron 12 semanas con Epidiolex.
- Los pacientes que tenían SD respondieron más positivamente, con una disminución del 63% de las convulsiones en tres meses.
- Esta mejora en convulsiones duró por 24 semanas en el Epidiolex, con más frecuencia para personas con SD que sin SD.
- En 27 pacientes con convulsiones atónicas[11] (que generalmente se ven en personas con SLG, así como

---

[11] "Las convulsiones atónicas son un tipo de convulsión generalizada y son más comunes en niños que en adultos. Involucran una repentina pérdida de tono muscular, haciendo que el niño se vuelva flácido y caiga al suelo. A menudo están presentes en niños que también tienen otros

con otros tipos de epilepsia), las convulsiones atónicas disminuyeron en promedio 66,7 por ciento.
- La tasa de respuesta (el número de personas cuyas convulsiones disminuyeron al menos un 50 por ciento) también fue ligeramente mejor en pacientes con SD (aproximadamente 55 por ciento a los tres meses) que en pacientes sin SD (50 por ciento).
- La gente que también estaba tomando el medicamento anticonvulsivo Clobazam (Onfi) pareció responder más favorablemente al Epidiolex con una mejoría mayor en ataques convulsivos que en pacientes que no estaban tomando Clobazam. Los autores sugirieron que una interacción entre Clobazam y Epidiolex puede jugar un papel en las diferencias vistas.
- 14 personas se retiraron del estudio porque la droga no fue efectiva para ellas.

Mi Experiencia

Tengo bastantes pacientes niños que tienen epilepsia, y también muchos adultos que tienen convulsiones y epilepsia, y tengo adultos que estaban tomando entre tres y siete medicamentos para convulsiones, y ahora no toman ningún medicamento para convulsiones o están con quizás una medicación regular para convulsiones y una medicación de uso inmediato para convulsiones irruptivas, gracias al cannabis.

Estudio de Caso

---

tipos de convulsiones, tales como convulsiones tónicas o mioclónicas."
— www.aboutkidshealth.ca

Quizás hayan oído hablar del caso, ahora famoso, de la pequeña Charlotte Figi, muchas veces referido como "Charlotte's Web," presentado por Sandra Young de las noticias CNN en el 2013 y después popularizado por el excelente reporte especial de televisión hecho por el Dr. Sanjay Gupta llamado Weed ("Hierba"). Cuando Charlotte solo tenía tres meses de edad, tuvo su primera convulsión. Pronto experimentaría convulsiones recurrentes que a veces duraban horas y repetidamente era llevada al hospital. "Hicieron un examen de diagnóstico muy costoso," dijo su mamá, Paige, "IRM, EEG, punción lumbar... y no encontraron nada. Y nos enviaron a casa." Todos sus escáneres y pruebas de sangre eran normales, pero las convulsiones severas continuaban. Simplemente le dijeron a los Figis que su hija, con suerte, saldría de ellas.

Pero las convulsiones en realidad empeoraron, y eventualmente un médico sugirió que esto podría ser Síndrome de Dravet, una forma severa, rara, e intratable (los medicamentos no tenían ningún efecto) de epilepsia. A pesar de un régimen poderoso y adictivo de medicamentos recetados, las convulsiones de Charlotte en realidad empeoraron. Finalmente, después de un examen realizado en un hospital del Estado de Colorado, se confirmó que Charlotte sufría el Síndrome de Dravet. Después de iniciarla en una dieta cetogénica, que pareció ayudar con las convulsiones, Charlotte comenzó a mostrar efectos secundarios graves que incluían pérdida de hueso, problemas del sistema inmunológico, y problemas de comportamiento. Y después de dos años en esa dieta especial, volvieron las convulsiones.

En noviembre de el 2000, Colorado aprobó la Enmienda 20, que obligaba al Estado a crear un programa de marihuana medicinal para los ciudadanos. Antes del diagnóstico de su hija, Paige había votado en contra de la marihuana medicinal, pero ahora, ella y su esposo, Matt, estaban investigándola como una alternativa para Charlotte, ya que ahora estaba teniendo 300 convulsiones por semana, y había perdido la capacidad de hablar, caminar, e inclusive, comer. Su corazón comenzó a detenerse en algunos episodios, y sus padres habían incluso firmado una ONR (orden para no resucitar) en el hospital.

Mientras tanto, los doctores creían que una forma de cannabis con CBD alto y THC bajo podría calmar la actividad eléctrica y química que causa convulsiones, y los Figis finalmente decidieron intentarlo. Charlotte era la paciente más joven en solicitar la aprobación de dos médicos para probar con la marihuana medicinal en el Estado, y a pesar de sus preocupaciones acerca del uso del cannabis en pacientes más jóvenes (particularmente cuando se fumaba, aunque Charlotte no la estaría fumando), los riesgos eran claramente pequeños en comparación con aquellos asociados con el régimen por el que ella ya había pasado con otros medicamentos y dieta.

Los Figis, aterrorizados, comenzaron con una dosis pequeña de aceite de CBD para Charlotte. Las convulsiones se detuvieron. Cada hora esperaban y se imaginaban una convulsión, pero estuvo libre de ellas durante los siguientes siete días. Pero el suministro de aceite se estaba agotando, entonces los Figis investigaron y encontraron a los hermanos Stanley—cultivadores autorizados de Colorado que habían hecho un cruce de esa cepa de cannabis. Ellos conocieron a Charlotte, le suministraron el tipo de cannabis que necesitaba (ahora, cariñosamente llamada "Charlotte's Web"), e iniciaron el Realm of Caring Foundation, suministrando cannabis medicinal a personas que sufren de cáncer, epilepsia, EM, y enfermedad de Parkinson, quienes de otra forma no podían costearse la medicina.

Charlotte comenzó a recibir dos dosis de aceite de cannabis cada día en su comida. Sus convulsiones se detuvieron. Su padre, Matt, dijo, "Literalmente veo al cerebro de Charlotte haciendo conexiones que no han sido hechas por años. Ahora mi pensamiento es, ¿por qué fuimos nosotros los que tuvimos que ir y encontrar esta cura? ¿Esta cura natural? ¿Por qué un doctor no sabía sobre esto? ¿Por qué no me informaron de esto?"

{ 3 } GLAUCOMA

"Ahora yo vapeo y obtengo alivio casi instantáneo. Antes, habría tomado pastillas que hubieran tomado tiempo para hacer efecto y de todas maneras me dejaban con dolores de estómago y úlceras ... Me sorprende la diferencia que hace ... cuando sumo lo que estaba pagando por todos mis medicamentos (inclusive con copagos), Heather (cartuchos de aceite para vaporizador; un producto con una proporción 1:1 de THC sobre CBD) resulta siendo más barato. Es menos perjudicial para mi cuerpo y, definitivamente, ha mejorado mi calidad de vida."

–ERIN DELANEY
Paciente de Cannabis

MUCHAS PERSONAS PIENSAN que el "nervio óptico" es un solo nervio que conecta el ojo humano al cerebro, a lo largo del cual el insumo recibido procedente del ojo es enviado en consecuencia al cerebro. Sin embargo, el "nervio" óptico es un haz de más de un millón de fibras nerviosas, que conectan el tejido sensible a la luz en la parte trasera del ojo (la retina)

al cerebro. La integridad y salud de ese "nervio" es vital para una buena visión.

El glaucoma es un grupo de enfermedades que afectan de forma adversa a ese nervio, resultando en pérdida de visión o inclusive ceguera. Simplemente, es la acumulación de presión en el ojo que lleva al glaucoma. Puede ser la presión de acumulación de fluido en el ojo o puede ser presión arterial. Dicho eso, algunas personas pueden manejar mayores niveles de presión en su sangre y en sus ojos, y no caer presa del glaucoma, pero algunas otras no pueden. Entonces, en forma individual, ese nivel de presión puede variar, pero normalmente sufrimos de daño al nervio óptico cuando se crea un nivel de presión demasiado alto para ser manejado por nuestros ojos, y por tanto, sufrimos glaucoma y una pérdida parcial o total de la visión. Y se ha encontrado que algunos tipos de personas están en mayor riesgo que otras, tales como:

- Aquellas con una historia familiar de glaucoma
- Cualquiera mayor de 60 años, especialmente los estadounidenses de origen mexicano
- Estadunidenses de origen africano mayores de 40 años

Dicho esto, el glaucoma también se puede desarrollar en ausencia de una presión aumentada del ojo (o de la sangre). Esto se conoce como glaucoma de "baja tensión" o de "tensión normal".

¿Ciáles con los Tratamientos Tradicionales y los Efectos Secundarios?

Los factores de riesgo para el glaucoma pueden ser detectados por medio de exámenes completos del ojo con dilatación de pupilas, y si se justifica, se pueden prescribir gotas para los ojos, las cuales se ha encontrado que reducen el riesgo de adquirir glaucoma tanto como hasta la mitad. Esto es importante (prevención) porque el glaucoma se puede desarrollar en uno o en ambos ojos inicialmente sin síntomas, sin dolor, e inclusive sin alguna pérdida de visión. No obstante, con la aparición del glaucoma uno podría notar la pérdida gradual de visión periférica, y eventualmente, también una pérdida de visión directa, hasta la ceguera total. En este momento, no existe una cura conocida para el glaucoma, y ninguna forma conocida para restaurar la visión una vez se pierde.

Pero, si la visión no puede ser restaurada, si se puede desacelerar el empeoramiento del glaucoma, y hay algunos métodos de tratamiento tradicionalmente aceptados:

- Medicina. En forma de gotas para los ojos o pastillas, la medicina puede ser efectiva si el glaucoma es detectado y se inicia un régimen de tratamiento en sus etapas iniciales. Ya sea haciendo que el ojo fabrique menos fluido o drene más fluido del ojo, la presión allí puede ser disminuida, preservando y protegiendo el nervio óptico. Tales medicamentos tienen que ser tomados en forma regular y a menudo están asociados con ciertos efectos secundarios:

    o Enrojecimiento
    o Escozor/Picor
    o Ardor

o   Cefaleas (dolores de cabeza)

Y como; frecuentemente, el glaucoma está libre de síntomas, si se recetan, las gotas o pastillas tienen que ser tomadas regularmente y en forma continua para prevenir el comienzo o progreso de la pérdida de visión.

- Trabeculoplastia. En la trabeculoplastia, un láser de argón estira cuidadosamente, quemando, los huecos de drenaje en los ojos. El procedimiento puede causar inflamación, y hay algún riesgo de que el procedimiento aumente la presión en el ojo. Frecuentemente, todavía se necesita tomar medicamentos (gotas), y por lo general el procedimiento necesita repetirse más adelante.

- Cirugía. Si las medicinas y la trabeculoplastia en el consultorio no consiguen ayudar, entonces podría recomendarse la cirugía convencional, con el mismo objetivo esencialmente, crear aperturas más grandes (cortando) a través de las cuales el fluido pudiera drenarse (y de esa forma liberar presión en el ojo). Aún así, se puede ver, solo se puede operar un ojo a la vez, y las cirugías se deben realizar con unas seis semanas de diferencia una de la otra. Después de la cirugía, y por varias semanas se deben aplicar medicamentos (gotas para los ojos, diferentes a las mencionadas arriba) debido al mayor riesgo temporal de inflamación e infección. Históricamente, la cirugía convencional tiene entre 60 y 80 por ciento de efectividad en la reducción de la presión del ojo. Además de inflamación e infección, los riesgos incluyen una visión empeorada y una presión del ojo excesivamente disminuida.

¿Cómo Funciona el Cannabis Medicinal para el Glaucoma?

La idea de que el cannabis puede ser útil en el tratamiento del glaucoma data de los años 1970. Estudios realizados entonces mostraron que fumar cannabis reducía la Presión Intraocular (PIO) de la gente con glaucoma. Como resultado de esta investigación, se realizaron estudios adicionales examinando si el cannabis o su ingrediente activo, THC, podía ser usado para mantener reducida la PIO. Esta investigación fue apoyada por el Instituto Nacional del Ojo, una división de los Institutos Nacionales de Salud. La investigación encontró que cuando el cannabis se fuma o cuando una forma de su ingrediente activo se toma como pastilla o mediante una inyección, sí disminuye la PIO.

Mi Experiencia

Tengo pacientes con glaucoma. El cannabis ha ayudado con la presión en sus ojos, ha ayudado con su visión haciendo que puedan ver mejor, usan menos de las gotas que se les recomiendan de otra forma, entonces, en general, están mejor.

Estudio de Caso

Erin Delaney sufrió una lesión cerebral traumática que la dejó con una forma de glaucoma muy difícil de tratar. Habiendo agotado todas las demás opiniones concebibles, Erin decidió que era demasiado joven para estar tomando "tantas pastillas." A sus especialistas les parecía que su lesión cerebral estaba impidiendo la efectividad de todos los medicamentos recetados y, eventualmente, después de un ataque de presión aún más severo—que incluyó dolor, náuseas, y temor de ceguera—llevó a Erin a seguir un nuevo plan de tratamiento.

"Si me hubiera dicho hace dos años," dice Erin, "que estaría tomando marihuana medicinal, lo hubiera sacado del consultorio muerta de risa. Como muchos, pensaba que era solo un grupo de 'fumadores de hierba' buscando un vacío legal." Pero después de conocer al personal altamente capacitado y con muchas credenciales en sus instalaciones de marihuana medicinal, cambió de opinión. Conoció al farmacólogo y recorrió las instalaciones donde cultivaban el cannabis, extraían los aceites, y preparaban la medicina. Se decidió por una forma vaporizada de cannabis en una proporción 1:1 de THC y CBD, siendo cuidadosa porque también tenía un hijo de siete años en el cual pensar.

Y en minutos de su primera dosis, sintió alivio, reportando una caída de siete puntos en la presión del nervio óptico, de acuerdo con su doctor, lo cual también permite cirugía adicional (manteniendo baja la presión de su ojo), si así lo escoge. Utilizar su forma vaporizada de cannabis ha ayudado a Erin a reducir los otros medicamentos que toma en un 50 por ciento.

{ 4 } VIH y SIDA

"Además de los efectos notables contra las náuseas, la marihuana medicinal tuvo un beneficio adicional– ahora, ¿cómo digo esto sin corromper a la juventud de la nación? –había olvidado lo agradable que es estar drogado. También había olvidado lo sanador que puede ser el goce. Sí, el placer es terapia. Alivio para desentrañar la enfermedad. Un profundo aprecio por la vida como respuesta a la muerte."

—PETER MCWILLIAMS
Paciente de Cannabis

EL VIH, O virus de inmunodeficiencia humana, se propaga por fluidos corporales particulares y ataca las células T de nuestro sistema inmunológico. Eventualmente, el virus puede atacar tantas de estas células que el cuerpo ya no se puede defender contra infecciones y cánceres. No tratado, el VIH puede llevar al SIDA, o síndrome de inmunodeficiencia adquirida. El SIDA es la etapa final del VIH y la forma más grave de VIH, que deja al paciente abierto a todos los tipos de infecciones oportunistas. El VIH progresa en tres etapas particulares:

1. Infección aguda por el VIH (también llamada "síndrome retroviral agudo" o SRA)
2. Latencia clínica
3. SIDA

En la primera etapa de infección aguda por el VIH, el paciente desarrolla en semanas síntomas similares a los de la gripa, que incluyen cefaleas (dolores de cabeza), dolores en el cuerpo, erupciones, dolor de garganta, glándulas inflamadas, y fiebres. Durante esta etapa el virus se reproduce rápidamente en el cuerpo, destruyendo las células T. Gradualmente, las células T (o "células CD4") pueden resurgir, pero usualmente no a los niveles anteriores, dejando a la persona menos capaz de defenderse contra infecciones y cánceres. Durante esta etapa, debido a los niveles elevados del virus en la sangre, el paciente está con mayor riesgo de trasmitir la enfermedad. Es importante atrapar al virus en esta etapa inicial, si es posible, y comenzar la terapia antirretroviral (TARV) tan rápido como sea posible.

En la etapa de latencia clínica de VIH, el virus está viviendo dentro del paciente sin producir síntomas (o produciendo unos muy leves). El período promedio de esta etapa para alguien que no esté en un tratamiento tradicional de TARV es realmente alrededor de diez años, pero atrapando el virus y comenzando TARV en esta etapa puede prolongar la vida por décadas, en algunos casos. Pero en esta etapa, la persona todavía es responsable de la propagación de la enfermedad.

La etapa final y más severa de VIH, conocida como SIDA, es un estado en donde su sistema inmunológico está tan derrotado que es incapaz de defenderse contra la mayoría de las infecciones. Generalmente se establece que cuando sus células T disminuyen por debajo de una cierta proporción en su sangre, o si usted ha desarrollado infecciones oportunistas como candidiasis oral, sarcoma de Kaposi—que son los tumores en la piel, o Pneumocystis jiroveci conocida anteriormente como neumonía por Pneumocystis carinii, por ejemplo, se considera que usted tiene SIDA. La supervivencia en esta etapa normalmente está limitada a tres años, o menos de un año después de que se ha contraído una infección grave.

¿Cuales son los Tratamientols Tradicionales y los Efectos Secundarios?

Actualmente no hay una cura conocida para el VIH/ SIDA, y una vez que se adquiere, la persona lo tiene de por vida. Pero el VIH puede ser controlado, en forma típica a través de la terapia antirretroviral (TARV), la cual fue introducida a mediados de los años 1990, y si es iniciada rápidamente, un régimen regular puede prolongar la vida de un paciente con VIH, mejorar su salud, y ayudar a prevenir la propagación de VIH a otros. Actualmente en los Estados Unidos, si la TARV se emplea a tiempo, la persona podría vivir una vida que compita con alguien sin VIH. Entonces, aunque actualmente no hay una cura conocida, la enfermedad puede ser controlada por un largo tiempo, si es descubierta y tratada suficientemente rápido.

El tratamiento actual y más ampliamente usado para el VIH, llamado TARV, o terapia antirretroviral, está basado en dosis regulares de medicamentos que disminuyen la progresión de VIH en el cuerpo. Estas drogas se llaman antirretrovirales (ARV), una variedad de las cuales usualmente se dan en combinación, y esta terapia se llama TARV. La terapia ha reducido el número de muertes relacionadas con SIDA en las décadas pasadas reduciendo la cantidad del virus en la sangre, o erradicándola por completo. Aunque los medicamentos modernos están mejorando el número y variedad de efectos secundarios, no obstante, los efectos secundarios existen, e incluyen:

- Dolor
- Fatiga
- Mareo
- Erupciones (sarpullido)
- Cefaleas (dolores de cabeza)
- Boca seca
- Dificultades de sueño
- Diarrea
- Vómito y náuseas

Estos efectos secundarios pueden tener los malos resultados de no tomarse los medicamentos con tanta regularidad como se necesita, y ocurre que el virus puede mutarse como resistencia al tratamiento, haciéndolo menos eficaz.

¿Cómo Funciona el Cannabis Medicinal para VIH/SIDA?

Aunque los efectos secundarios del tratamiento de el VIH/SIDA pueden afectar la calidad de vida, estudios han mostrado que el cannabis medicinal puede ayudar a hacer que los efectos adversos sean más manejables. Pacientes VIH-positivos que consumen cannabis medicinal han reportado mejoras significativas en el apetito, niveles de dolor muscular, náuseas, ansiedad, depresión, y hormigueo en la piel. Los estudios han encontrado que el dolor neuropático diario y crónico relacionado con el VIH puede ser disminuido significativamente mediante el consumo regular de cannabis.

El cannabis medicinal también aumenta el apetito y el desempeño diario, ayudando a combatir la pérdida de peso y la destrucción muscular. La investigación también sugiere que el consumo de cannabis medicinal es seguro para pacientes con VIH/SIDA. Un estudio no encontró una asociación significativa con el uso de cannabis y el conteo de células T CD4 de pacientes coinfectados con el VIH y el VHC, lo cual significa que la marihuana medicinal no tuvo efectos adversos sobre el sistema inmunológico.

Aunque la investigación alrededor de los efectos potenciales del tratamiento con cannabis sobre el virus mismo de VIH está en progreso, un estudio reciente descubrió que los componentes similares al cannabis bloquearon la propagación del virus de VIH durante las etapas tardías de la infección. Los resultados de un ensayo en animales también sugieren que la marihuana podría detener la propagación de VIH. Unos monos que fueron infectados con una forma animal del virus y se les administró THC durante 17 meses vieron una disminución en el daño al tejido inmune del estómago.

Mi Experiencia

Tengo pacientes con VIH/SIDA. Su Síndrome de Desgaste[12] se ha resuelto, ya no están perdiendo peso, están ganando peso, sus sistemas inmunológicos se están fortaleciendo, sus conteos de CD4 son estables o más altos

---

[12] "El Síndrome de Desgaste del SIDA no es una enfermedad específica. Se dice que alguien con SIDA tiene el síndrome cuando ha perdido al menos 10% del peso de su cuerpo, especialmente músculo. También puede haber tenido diarrea al menos por un mes, o debilidad extrema y fiebre que no se relaciona con una infección." — www.webmd.com

que cuando lo comenzaron, entonces están teniendo mejores resultados a ese aspecto.

Estudio de Caso

En las últimas décadas el cannabis medicinal se ha vuelto muy común en el manejo de los síntomas de VIH/ SIDA; de hecho, se dice que aproximadamente una tercera parte de todos los pacientes de VIH/SIDA ahora se cambian al cannabis medicinal para mitigar síntomas tales como:

- Caquexia (debilidad y desgaste del cuerpo, "síndrome de desgaste")
- Pérdida del apetito
- Dolor
- Náuseas
- Y depresión

"El síndrome de desgaste, en combinación con otros síntomas y condiciones relacionados con el VIH," dice el paciente de SIDA Daniel J. Kane, "me dejó completamente discapacitado y desesperado por obtener alivio. Sufrí náuseas severas, fatiga crónica y debilidad física, complicaciones neurológicas, ansiedad persistente, y una pérdida total del apetito… Me puse demasiado enfermo para ingerir las pastillas que eran esenciales en mi tratamiento. A pesar de mis intentos, simplemente no podía tragarlas con alguna regularidad. Cuando sí me las tragaba, raramente las mantenía abajo."

Para aproximadamente una tercera parte de los pacientes que activamente se están sometiendo a TARV, un problema constante es el dolor severo. Como dije, este y otros efectos secundarios de TARV, a menudo se desalientan del tratamiento prescrito a los pacientes, pero cuando los pacientes emplean cannabis medicinal en su plan, tienen más de tres veces la probabilidad de continuar el tratamiento, y sobrevivir. Keith Vines, un paciente de VIH/SIDA, declara, "Encontré que solo me tomó dos o tres bocanadas de un cigarrillo de marihuana para que mi apetito regresara. Es más, el efecto beneficioso se dio en minutos en vez de las horas que algunas veces esperaba después de tragar una cápsula de Marinol (una forma sintética de THC)."

Y en la práctica, el doctor Neil Flynn ha observado, "No hay ninguna duda en mi mente de que para algunos pacientes seriamente enfermos, la marihuana puede ayudar a hacer la diferencia entre la vida y la muerte. Y que para otros pacientes enfermos terminales, la marihuana puede hacer la diferencia entre ejercer control sobre sus meses y días finales y pasar en relativa paz y comodidad o morir en una agonía constante y grave."

{ 5 } TEPT
(Trastorno del Estres Postraumático)

"El cannabis ayuda a callar o disminuir mi charla negativa, lo cual permite que surjan buenos pensamientos y sentimientos. Un veterano, amigo mío, que recientemente comenzó a usar marihuana en lugar de los medicamentos recetados para el TEPT, dijo que con el cannabis, puede sentir sus emociones, y experimentarlas en forma apropiada y segura. Antes, él solo se sentía entumecido."

—DIANNA DONNELLY
Paciente de Cannabis

EN EL PASADO, SE USARON TÉRMINOS como "neurosis de guerra (shell shock)" o "fatiga de combate" para describir las sensaciones y pensamientos a menudo perturbadores e intensos ahora asociados con el TEPT, o trastorno de estrés postraumático. Aquellos pensamientos y sensaciones perturbadoras pueden aparecer mucho después del evento traumático que presenciaron y vienen en forma de pesadillas y retrospectivas, evocando temor, rabia, y tristeza en el presente. Las personas que sufren pueden evitar desencadenantes o personas o condiciones similares para los eventos traumáticos (como un soldado que ya no quisiera disparar una pistola), y pueden ser afectadas de forma adversa cuando simplemente se les toca o escuchan un ruido fuerte. Es la condición psiquiátrica que algunas veces resulta cuando la persona experimenta la violencia de la guerra, un acto de terrorismo o violación o asalto, o inclusive un desastre natural. La condición puede surgir desde un evento traumático sencillo, una cadena de ellos, o inclusive el descubrimiento de dicho evento cuando le sucede a otro.

Hay cuatro categorías de síntomas del TEPT:

1. **Excitación y síntomas reactivos**, tales como estar irritable o tener estallidos, fácilmente sobresaltado, con problemas de concentración, o imprudente o autodestructivo.

2. **Sentimiento e ideas negativas**, en particular sobre sí mismo u otros, o sentimientos de desapego, ira, horror, pena, o culpa.

3. **Evitar desencadenantes**, tales como personas, lugares, y ciertas actividades, y evitar discutir dichos desencadenantes.

4. **Pensamientos involuntarios e intensivos (molestos)**, recuerdos, sueños, retrospectivas, y revivir eventos traumáticos.

En los Estados Unidos, hoy, más o menos 3,5 por ciento de nosotros hemos sido diagnosticados con TEPT por diferentes causas, y en nuestras vidas, más o menos uno de cada once de nosotros está destinado a serlo. Estas probabilidades son el doble para las mujeres que para los hombres. Los síntomas pueden aparecer inmediatamente o meses después del trauma presenciado, y puede durar semanas, meses, e incluso años. Pueden ser debilitantes, interfiriendo con muchas de las actividades de la vida.

¿Cuales son los Tratamientos Tradicionales y los Efectos Secundarios?

Aunque no toda persona que desarrolla TEPT va a requerir tratamiento profesional—algunos pueden mejorar con la ayuda de una red de apoyo como amigos y familia, y algunos simplemente mejoran con el tiempo—muchos sí necesitan ayuda profesional en forma de terapia, generalmente "terapia verbal o de conversación" o medicación. Se ha encontrado que las terapias cognitivas conductuales (TCC) son formas efectivas de psicoterapia. Hay varios tipos de TCC

- **Terapia de Exposición Prolongada**. En un ambiente controlado y seguro, el paciente es expuesto una y otra vez a los detalles del evento traumático con el fin de desensibilizar el evento y aprender a hacer frente a lo que sucedió.

- **Terapia de Procesamiento Cognitivo**. Un terapeuta ayuda al paciente a confrontar, entender, y hacer frente a las emociones y recuerdos angustiantes que actualmente los atormentan.

- **Terapia de Grupo y de Familia**. Puede ayudar a encontrar a otros que han tenido experiencias similares o iguales a la que la persona ha sobrevivido, y a encontrar apoyo en otros con tales experiencias.

Además de la psicoterapia, a menudo se recurre a la medicación para los que sufren de TEPT, al menos para controlar o someter los síntomas, y algunas veces como una ayuda para la psicoterapia. Concretamente, a menudo se prescriben ciertos "inhibidores":

- ISRS—inhibidores selectivos de recaptación de serotonina. Algunas marcas comerciales son Lexapro, Prozac, Paxil, y Zoloft. Entre los efectos secundarios de los ISRS se pueden incluir:
  o Visión borrosa
  o Cefaleas (dolores de cabeza)
  o Problemas sexuales
  o Mareo
  o Agitación
  o Nerviosismo
  o Diarrea
  o Insomnio
  o Boca seca
  o Náuseas
  o Adormecimiento (somnolencia)
  o Y cualquiera que esté tomando antidepresivos, también será advertido sobre el riesgo asociado al suicidio.

- ISRN—inhibidores selectivos de recaptación de norepinefrina. Entre los efectos secundarios de los ISRN se pueden incluir:
  o Problemas sexuales
  o Pérdida del apetito
  o Cefaleas (dolores de cabeza)
  o Problemas de micción (para orinar)
  o Estreñimiento
  o Agitación

- Ansiedad
- Insomnio
- Fatiga
- Sudoración
- Boca seca
- Náuseas
- Mareo

· Así como otros medicamentos para controlar la ansiedad, depresión, pesadillas, agitación física, y trastornos del sueño.

Por supuesto, estamos a punto de comentar el uso y efectividad del cannabis medicinal, pero debo mencionar que, a la luz de los efectos secundarios listados arriba, cada vez más se están usando terapias alternativas como acupuntura y terapia con animales.

¿Cómo Funciona el Cannabis Medicinal para el TEPT?

El Dr. Raphael Mechoulam ha comentado sus experimentos demostrando los efectos neuroprotectores del sistema endocannabinoide en ratones que han tenido lesiones traumáticas en el cerebro. Otro descubrimiento fascinante, con implicaciones para TEPT, es que el sistema cannabinoide está íntegramente relacionado con la memoria, específicamente con extinción de la memoria (desaparición de los recuerdos). La extinción de la memoria es el proceso normal y saludable de remover las asociaciones de los estímulos. El Dr. Mechoulam explicó que un animal al que se le ha administrado un choque eléctrico después de cierto ruido eventualmente se olvidará del choque después de que el ruido aparezca solo por algunos días. Los ratones sin sistemas cannabinoide simplemente nunca olvidan—continúan encogiéndose indefinidamente al oír el ruido. Esto tiene implicaciones para los pacientes con TEPT, quienes responden a estímulos que les recuerdan su trauma inicial inclusive cuando ya no es apropiado. Al ayudar en la extinción de memoria, el cannabis podría ayudar a los pacientes a reducir su asociación entre estímulos (quizás ruidos fuertes o estrés) y las situaciones traumáticas en su pasado.

Mi Experiencia

Tengo muchos pacientes con TEPT—montones de veteranos, tanto hombres como mujeres, que han pasado por el combate o han sido violados o atracados, o tuvieron experiencias cercanas a la muerte con desencadenantes que los dispara con el trastorno de estrés postraumático. Con el cannabis, ahora están muy bien. Las esposas vienen y me cuentan cómo han recuperado a sus maridos. Otros vienen y me cuentan cómo antes del cannabis no podían salir de la casa, no podían ir al supermercado, y ahora se van al Mundo Mágico de Disney en Orlando. Muchas personas no entienden lo grandioso que eso es para las personas con TEPT. Usted está entrando a un parque de diversiones que tiene miles de personas presionando, dando empujones, niños llorando, y ahora puede entrar en ese tipo de ambiente y estar bien. Eso significa que ahora son capaces de ser un papá o una mamá; pueden ir y hacer cosas que antes no eran capaces de hacer.

Estudio de Caso

Marijuana for Trauma es una compañía canadiense de marihuana medicinal creada específicamente para ayudar a veteranos militares en Edmonton, Alberta, negocio propio y operado por Fabian Henry, quien lo usa él mismo para tratar su trauma causado por un período de servicio en Afganistán. El declara que en su experiencia los medicamentos convencionales simplemente suprimen las sensaciones y emociones, pero el cannabis medicinal le permite a la persona procesar dicho trauma. Otros dicen que ayuda a calmar el ruido y el "hablarse uno mismo" que está asociado con TEPT, y al mismo tiempo no se siente "adormecido" con los medicamentos recetados. El Coordinador del Programa de Veteranos para las Clínicas Canadienses de Cannabis explica, "El cannabis medicinal se utiliza en combinación con otras terapias … Cepas de cannabis medicinal con los niveles adecuados de CBD y THC están ayudando a veteranos que tienen dolor físico crónico, así como problemas de ansiedad e insomnio. Creo que el cannabis medicinal continuará funcionando en combinación con muchas otras terapias."

{ 6 } ELA
(Esclerosis Lateral Amiotrófica)

"Cathy Jordan ha consultado a más de 30 neurólogos, y ninguno le ha dicho que deje de fumar marihuana, la cual ha tratado en forma exitosa su condición durante aproximadamente dos décadas, dijo su esposo."

—TAMPA BAY TIMES

ELA, O ESCLEROSIS lateral amiotrófica, es una enfermedad que ataca las células nerviosas en el cerebro y la médula espinal. Fue descubierta en 1869 por el neurólogo Jean-Martin Charcot. El término significa literalmente, "ningún alimento muscular," y ELA resulta en un deterioro progresivo de los músculos ya que mata las neuronas motoras. A medida que los músculos se consumen, se degeneran ciertas áreas de la médula espinal, lo que lleva al endurecimiento (o esclerosis) de esas áreas. De manera progresiva, con mayor daño neurológico, el paciente es cada vez menos capaz de controlar y mover sus músculos. En fin, esto lleva a una incapacidad para comer, hablar, e incluso respirar.

Hay dos tipos de ELA—esporádico y familiar. Entre el noventa y el noventa y cinco por ciento de todos los casos en los Estados Unidos son esporádicos, lo cual puede afectar a cualquiera. La forma familiar aparentemente es trasmitida por los padres. Actualmente, ELA afecta a más de 20.000 personas en los Estados Unidos, normalmente con edades entre los 40 y los 70 años. Quizás es más conocido y más visible porque ha afectado al famoso jugador de los Yankees de Nueva York, Lou Gehrig, al físico Stephen Hawking, y a otros.

¿Cuales son los Tratamientols Tradicionales y los Efectos Secundarios?

Puede ser difícil diagnosticar la ELA porque se parece a otras enfermedades neurológicas. Pero entre las pruebas que se usan para determinar la posibilidad de ELA se incluyen electromiogramas (EMG, una prueba de actividad eléctrica usando agujas que se insertan en los músculos), estudios de conducción nerviosa (para determinar si existe daño en los nervios), imágenes de resonancia magnética (IRM, utilizando ondas de radio y campo magnético para crear imágenes del cerebro y la médula espinal), pruebas de sangre y orina (en parte para descartar otros diagnósticos), punciones lumbares (remover líquido cefalorraquídeo [fluido de la médula] con una pequeña aguja para hacer pruebas), y una biopsia muscular (remover una pequeña cantidad de músculo para pruebas de laboratorio en particular para descartar otras dolencias). Actualmente no hay una cura conocida para la ELA. Entonces se hacen esfuerzos para atenuar el sufrimiento de un paciente con ELA, ya sea a través de asistencia física o apoyo individual y de grupo.

En la actualidad, no existe un tratamiento que pueda frenar la ELA, pero se pueden disminuir los síntomas, y puede hacerse que el paciente se sienta tan cómodo e independiente como sea posible. Hay dos medicamentos aprobados por la FDA:

- Riluzole. Una pastilla que disminuye el progreso de ELA en algunos pacientes, probablemente reduciendo los niveles del mensajero químico glutamato. Sus efectos secundarios incluyen:
    o Problemas de hígado
    o Problemas gastrointestinales
    o Mareo

- Edaravone. Una droga administrada en forma intravenosa que ha mostrado alguna promesa en la disminución del progreso de ELA. Sus efectos secundarios incluyen:
    o Hematomas
    o Urticaria (ronchas)
    o Dificultad para respirar
    o Edemas (inflamación)
    o Problemas al caminar (marcha)

Otros problemas que podrían enfrentarse como resultado de tener ELA son:

- Calambres y espasmos
- Estallidos de risa o llanto
- Problemas de sueño
- Depresión
- Dolor
- Flema
- Salivación
- Fatiga

- Estreñimiento

Como resultado, el tratamiento puede incluir terapia respiratoria, terapia física, terapia ocupacional (para ayudar al paciente a permanecer tan independiente como sea posible), terapia del lenguaje, nutrición, y psicoterapia.

¿Cómo Funciona el Cannabis Medicinal para la ELA?

Un artículo titulado, "Cannabis Use in Palliative Care," (Uso del Cannabis en Cuidados Paliativos) publicado en el Journal of Clinical Nursing, hace un recuento de los estudios que han explorado el cannabis como una terapia para pacientes con ELA. Carter y Rosen (2001) y Amtmann et al. (2004) sugirieron que puede ser útil en ELA basados en estudios de otros grupos de pacientes, particularmente aquellos con EM (esclerosis múltiple), para quienes el cannabis actuó como analgésico, relajante muscular, broncodilatador, reductor de saliva, estimulante del apetito, inductor del sueño y antidepresivo. Carter y Rosen también mencionaron que hay evidencia emergente que sugiere que el cannabis tiene fuertes beneficios antioxidantes y neuroprotectores, que pueden prolongar la supervivencia de las células—asunto clave para pacientes con ELA y EM, que sufren de la muerte de células neuronas motoras. Una encuesta en línea realizada por Amtmann encontró que el cannabis era moderadamente efectivo reduciendo la pérdida del apetito, depresión, dolor, espasticidad muscular, babeo y debilidad para pacientes con ELA, con el alivio más largo reportado para la depresión.

Mi Experiencia

Sí tengo un paciente con ELA. Estoy esperando que ella vuelva conmigo con un informe; sin embargo, sé de un paciente que ha tenido ELA durante 35 años, y ella es la persona víctima de ELA que ha vivido más tiempo del país, y atribuye su éxito al hecho de que todo este tiempo ha estado usando cannabis.

Estudio de Caso

Cathy Jordan habitante de Parrish, Florida, hace más de 30 años fue diagnosticada con ELA. Ella y su esposo estuvieron por más de cinco años luchando por el cannabis medicinal en Florida, y desde que fue otorgado en 2016, han estado luchando para que el cannabis sea permitido en forma fumable, que es la única forma en que ella puede asimilar el remedio con éxito. Al momento de escribir este libro, se está debatiendo en las cortes la constitucionalidad de la prohibición de la forma fumada. En el caso de Cathy, inclusive su casa ha sido allanada por policías que confiscaron plantas de cannabis, pero nunca le presentaron cargos después de que el abogado de Cathy demostró con éxito que ella necesitaba las plantas para el tratamiento de su enfermedad. Cathy tiene que fumar cannabis porque ella es incapaz de consumirla en forma de vapor, la cual puede hacerla atragantarse, y si ella se atraganta, potencialmente puede morir.

Mientras tanto, los Jordan atribuyen la supervivencia de Cathy al uso de cannabis medicinal.

{ 7 } Enfermedad de Crohn

"He hablado con gente alrededor del mundo sobre el cannabis y he estado en innumerables campamentos para niños que tienen la enfermedad de Crohn que ni siquiera saben que significa la palabra 'remisión'. Se siente increíble explicar lo que es el cannabis, cómo puede ayudar y cambiar sus vidas."

—COLTYN (17)
Paciente de Cannabis

LA ENFERMEDAD DE CROHN ES UNA inflamación del sistema digestivo, mayormente afecta el intestino delgado y el colon, pero puede afectar cualquier parte del sistema digestivo. Junto con la colitis ulcerativa, es una de las muchas enfermedades clasificadas como enfermedad intestinal inflamatoria. Los síntomas pueden aparecer y ser graves o no aparecer para nada durante semanas, meses, e inclusive años. Dependiendo de la ubicación de la enfermedad de Crohn y de la severidad, los síntomas podrían incluir:

- A menudo, diarrea crónica con sangre, a veces con moco o pus
- Pérdida de peso
- Fiebre
- Dolor abdominal
- Abdomen hinchado
- Sangrado del recto

Los efectos adversos de la enfermedad de Crohn pueden ser locales, que afectan solo los intestinos, o sistémicos, que afectan todo el cuerpo. Entre las complicaciones locales se pueden incluir:

- Bolsas de pus llamadas abscesos en las paredes del intestino
- Si su cuerpo no puede absorber la grasa en forma adecuada, diarrea de sales biliares
- Desgarros dolorosos en el revestimiento del ano llamados fisuras
- Aberturas que conectan dos partes de los intestinos llamadas fístulas
- Una incapacidad para absorber nutrientes que lleva a malabsorción y desnutrición
- Crecimiento de bacterias más alto de lo normal en el tracto digestivo alto (crecimiento excesivo bacteriano en el intestino delgado o SIBO), que causa hinchazón, dolor, gas, y diarrea.
- Inflamación que lleva al engrosamiento de partes del intestino llamadas estenosis, que causan bloqueos, calambres, hinchazón, y dolor.

Las complicaciones sistémicas pueden incluir:

- Artritis

- Afecciones cutáneas (problemas de piel)
- Pérdida de hueso
- Deficiencia de vitamina D
- Problemas oculares (de ojos)
- Problemas renales (de riñones)
- Problemas hepáticos (de hígado)
- Problemas de crecimiento

¿Cuales son los Tratamientols Tradicionales y los Efectos Secundarios?

Actualmente no hay una causa conocida ni una cura conocida para la enfermedad de Crohn. Se conoce que esta enfermedad es una inflamación crónica y no un problema con el sistema inmunológico, como se pensaba antes. Hay factores que pueden hacer a la persona más propensa a esta enfermedad, tales como la genética, la edad, y la dieta. El uso excesivo de medicamentos como ibuprofeno y el tabaquismo (fumar) no pueden causar la enfermedad de Crohn, pero ciertamente pueden empeorarla. Al igual que con otras enfermedades incurables, los tratamientos se concentran en aliviar los síntomas.

Medicamentos

En el caso de la enfermedad de Crohn, esto significa principalmente el tratamiento con medicamentos:

- Drogas antiinflamatorias, con las cuales los efectos secundarios incluyen cefaleas (dolores de cabeza), náuseas, diarrea, erupciones cutáneas, y malestar estomacal
- Corticoesteroides, que son drogas antiinflamatorias más poderosas y si son tomadas mas de tres meses pueden causar una amplia gama de efectos secundarios
- Modificadores del sistema inmunológico, los cuales pueden demorarse meses en funcionar y crean un riesgo alto de infecciones mortales (que amenazan la vida)
- Antibióticos, sus efectos secundarios incluyen adormecimiento en las manos y pies, náuseas, desgarros en el tendón de Aquiles, y un sabor metálico en la boca
- Drogas para la diarrea
- Otras medicinas y sus efectos secundarios acompañantes.

A menudo se prescribe una serie de drogas y una vez se logra la remisión se pone en marcha un régimen de mantenimiento.

Cirugía

Cuando los medicamentos no ayudan de la forma esperada—lo que pasa en aproximadamente el 75 por ciento de todos los casos—se realiza una cirugía para tratar los síntomas. El cirujano puede remover la parte muerta del intestino y luego conectar nuevamente los dos extremos. Esto recibe el nombre de anastomosis, y aunque puede crear un paciente libre de síntomas por años, aún no es una cura permanente. De hecho, la enfermedad de Crohn frecuentemente vuelve a la misma área de la cirugía. Si su recto está enfermo, su cirujano podrá conectar su intestino a la piel de su torso y conectar una bolsa o saco que recogerá los residuos. Esto recibe el nombre de una ileostomía.

¿Cómo Funciona el Cannabis Medicinal para la Enfermadad de Croihn?

Aunque todavía se necesita muchísima investigación clínica para validar y confirmar la gran evidencia anecdótica hasta ahora, un estudio particular hecho en Israel ofrece muchas esperanzas para el cannabis, como se usa para aliviar la enfermedad de Crohn y sus resultados positivos en la mitigación de la inflamación. En un estudio pequeño (pero bastante famoso ahora), se estudiaron 21 pacientes de Crohn que no respondían a otras terapias. A la mitad se les dio cigarrillos de cannabis dos veces al día, mientras que a la otra mitad se les dio cigarrillos placebo con ingredientes no activos. Después de diez semanas del estudio:

- 5 de los 11 pacientes a los que se les dio cannabis lograron una completa remisión de la enfermedad de Crohn
- 1 de los 10 pacientes a los que se les dio placebo logró una completa remisión de la enfermedad de Crohn.

El estudio sugiere claramente que se justifica hacer mas investigación.

Mi Experiencia

Tengo un grupo de pacientes que sufren de Crohn, quienes han estado recibiendo infusiones por muchos años, y ahora ya no tienen que recibir las infusiones intravenosas. Su incomodidad ahora está bajo control. Como resultado, no están experimentando la misma cantidad de dolor que experimentaban antes. Sus movimientos intestinales están bajo control. Ellos pueden salir de la casa y no estar temerosos o preocupados, porque anteriormente sus salidas eran dictadas por si había baños en la cercanía o no. Al comprometerse y utilizar cannabis, ahora ellos ya no necesitan estar en esa situación.

Estudio de Caso

A través de algunos grados de separación, un colega mío conoció a una familia que tenía un adolescente con una enfermedad de Crohn severa. Después de años de frustración y efectos secundarios con medicamentos convencionales, se pasaron al cannabis medicinal, principalmente en forma vaporizada. Los resultados fueron tan dramáticos y suficientemente obvios para la familia, que la mamá se volvió bastante adepta a recolectar— ilegalmente, por supuesto—no solo la "flor" de la planta de cannabis sino también las hojas y los tallos. Se volvió calificada en el cultivo y preparaciones para su hijo, lo que incluía el ser dueña de una costosa máquina de vaporización, y la fabricación de galletas, mantequilla, y otros comestibles para uso de su hijo. De hecho, ella se convirtió en una defensora. Después de que se fueron de Florida (pero antes de la legalización del cannabis para uso medicinal), aparentemente ella se convirtió en una especie de Robin Hood—un fenómeno que no es raro en las casas de aquellos que sufren pero todavía tienen prohibido el acceso legal al cannabis medicinal— suministrando formas de cannabis de THC bajo y CBD alto a familias sin acceso legal o suficientes fondos para el tratamiento de las convulsiones de sus hijos, el cáncer de un miembro de la familia, etcétera.

Entonces con gran interés encontré el siguiente estudio anecdótico de Coltyn, niño de 14 años de edad, un paciente que sufría una enfermedad de Crohn severa, cuya familia se trasladó a Colorado (uno de los primeros adoptantes del cannabis medicinal) en el interés de la salud y bienestar de su hijo. En un artículo publicado exactamente hace un año titulado, "Tengo 17 años, y la Marihuana Medicinal me Mantiene Vivo," ellos explican cómo Coltyn y su papá dejaron al resto de la familia en Illinois para viajar a Colorado en búsqueda de esperanza y sanación. No tenían un plan exacto; simplemente sintieron que tenían que ir a buscar algún tipo de respuesta al Crohn de Coltyn, sintiendo que habían agotado todas las demás opciones. Un ahogamiento casi fatal llevó a una infección grave que un año más tarde pareció llevar a un diagnóstico de la enfermedad de Crohn. Después de "medicamentos y tratamientos intensos" convencionales, Coltyn pareció solo empeorar y desentenderse de la vida, y sufrir debilidad y dolor intenso. La siguiente ola de "tratamientos," incluidas infusiones (inyecciones) de drogas, llevó a artritis, lupus, y enfermedad del suero (en la cual el cuerpo se defiende contra los medicamentos). Al cambiar los medicamentos, entonces se produjo una hemorragia (sangrado) de la nariz y una cara hinchada, fatiga, dolor articular, y deterioro de los huesos de Coltyn. Luego, de acuerdo con la familia, el medicamento recetado, Humira, llevó al susto de que había contraído tuberculosis o linfoma de células T. Coltyn quedo débil, con bajo peso, incapaz de pararse o caminar, y en una silla de ruedas. Los doctores recomendaron otras drogas potentes, cirugía que lo dejaría permanentemente con una bolsa de colostomía, o medicina alternativa.

Ellos—quizás finalmente—consideraron el cannabis. "No tenía mucho que perder," dice Coltyn. Un estudio que encontraron realizado en Israel sugería que el cannabis podría ayudar con la enfermedad de Crohn. Coltyn recuerda, "… cuando mis padres me dijeron que, por lo que ellos sabían, el aceite de cannabis no tiene ningún efecto secundario conocido, yo ya estaba a bordo. Antes de examinar el cannabis, solo me decían que era malo y que debía estar alejado de él. Pero, tenía fe en mis padres. Ellos me habían visto pasar por demasiadas cosas." Después de buscar los mejores doctores que recomendaban cannabis en Colorado en ese entonces, se decidieron por dos (según era requerido en Colorado en ese momento), y Coltyn se convirtió en el primer usuario pediátrico registrado de marihuana medicinal para la enfermedad de Crohn en Colorado.

Probaron el cannabis en brownies. Coltyn recuerda, "Después de las primeras semanas, comencé a sentirme mejor. Pero nunca más volveré a tocar un brownie, sea medicinal o no. Tuve que comer dos cada día durante un mes." Y después de una gran cantidad de prueba y error, la familia había llegado a una dosis factible y una proporción de 1:1 de THC y CBD, y esa forma en cápsula funcionó mejor para administrar el cannabis al intestino. "Después de los primeros tres años de medicamento farmacéutico, todo lo que los médicos estaban tratando de hacer era enmascarar mi enfermedad. Realmente quería encontrar una solución que me ayudara, y el cannabis no solo alivió el dolor, sino que también alivió la inflamación en mis intestinos y evitó que mi Crohn tuviera brotes," dice él. "Ahora los nutrientes que consumo en la dieta son absorbidos, así tengo energía y puedo crecer."

Después de siete meses de cannabis medicinal, Coltyn tuvo una colonoscopia que mostró que no estaba la enfermedad de Crohn, ni úlceras, ni inflamación, junto con un análisis de sangre saludable. Hoy, Coltyn ha ganado peso a un nivel saludable y es un muchacho activo.

{ 8 } Enfermedad de Parkinson

1:37 p.m.

Doctor: "La mejor forma de tomarlo, es ponerlo bajo la lengua y restregarlo en su mejilla."

Paciente: (Sentado en la camilla, temblando mal, lucha y se auto administra aceite de cannabis.)

Doctor: "No se ponga demasiado o estará dormido toda la tarde. ¿Sabe que debe hacer? No trate de comunicarse, solo relájese, vea lo que pasa."

1:39 p.m.

Paciente: (Acostado en la camilla, brazo detrás de la cabeza, relajado.)

1:41 p.m.

Paciente: (Se sienta, ya no tiembla.) Doctor: "Creo que se ha calmado." Paciente: "Tan rápido."

Doctor: "¿No es asombroso?"

Paciente: (Tiende las manos, ya no tiembla sino está estable.) "Mi voz está volviendo."

Doctor: "Bueno, funciona la mayoría de las veces."

Paciente: (Hace una pausa, piensa, luego canta.) "De hecho, es, Aaaaah! (risa) ¿Y ustedes ya almorzaron?"

Doctor: "¿Tiene hambre ahora?"

Paciente: (Sentado de forma estable, sonriendo.) "Soy divertido. Una persona como yo realmente podía usar marihuana. Me pone muy enfadado que no pueda obtenerlo en mi Estado natal." (Se levanta, estable, sosteniendo el bastón, pero sin usarlo.)

—YOUTUBE

"Hombre con una enfermedad de Parkinson grave prueba la Marihuana por primera vez"

LA ENFERMEDAD DE PARKINSON fue descubierta por (y lleva el nombre de) el médico inglés James Parkinson, quien la describió por primera vez en 1817, en "Un Ensayo sobre la Parálisis Temblorosa." El símbolo adoptado para la enfermedad es un tulipán rojo. En los tiempos modernos, la enfermedad se ha hecho bien conocida por las figuras públicas que la han contraído, incluidos el boxeador Muhammad Ali, el actor Michael J. Fox, y más recientemente, el actor Alan Alda.

La enfermedad de Parkinson (EP) es un trastorno que afecta ciertas partes del cerebro y empeora progresivamente, resultando gradualmente en temblores del cuerpo, bradicinesia (lentitud de movimiento, una de las primeras manifestaciones de la Enfermedad de Parkinson), rigidez de las extremidades, tembladera, y problemas de postura y de equilibrio. Generalmente, estos síntomas empeoran de forma lenta, en cuestión de algunos años. A pesar de estos cambios dramáticos en una persona, el Parkinson no es fatal. Sin embargo, las complicaciones que surgen de tener Parkinson pueden ser amenazantes, y, al momento de escribir este libro, las complicaciones del EP, son la decimocuarta (14) causa principal de muerte en los Estados Unidos. En forma específica, la enfermedad de Parkinson es un trastorno neurodegenerativo que ataca las neuronas que producen dopamina en un área particular del cerebro. Hay pocas neuronas que producen dopamina, entonces a medida que el trastorno ataca estas neuronas, puede tener consecuencias graves para el paciente. La Dopamina es un neurotransmisor, así que la pérdida de este material precioso produce efectos devastadores, pues el cerebro pierde su habilidad para recibir información y enviar órdenes por todo el cuerpo, resultando en casos como los síntomas descritos dentro de la enfermedad de Parkinson.

La EP es bien conocida por los problemas motrices que causa, tal como se describieron brevemente arriba, pero, quizás más significativos, son los síntomas no motrices que incluyen la depresión, el estreñimiento, problemas de sueño, deterioro cognitivo, y pérdida del sentido del olfato. En las etapas avanzadas, a menudo la demencia también es un problema. Usualmente, la EP afecta a las personas mayores de 60 años y afecta a los hombres con mayor frecuencia que a las mujeres, con una expectativa de vida posterior al diagnóstico entre 7 y 14 años.

¿Cuales son los Tratamientos Tradicionales y los Efectos Secundarios?

Actualmente no hay una causa conocida ni una cura conocida (aunque se sospecha de la genética y factores ambientales), pero a menudo se intenta con la medicación y la cirugía. Como la EP afecta los niveles de dopamina del paciente, hay fármacos ("medicamentos dopaminérgicos") que intentan reemplazar o aliviar los síntomas de esta pérdida. Independientemente, aunque con frecuencia se intenta con medicamentos y cirugía, la medicina tradicional admite no tener la habilidad para curar la EP o inclusive aminorar su progresión, y entonces frecuentemente, al igual que con otras enfermedades actualmente incurables, el foco se coloca en cómo aliviar los síntomas. Curiosamente, en el caso de la EP, sí parece haber alguna correlación entre contraer EP si usted tiene un miembro de la familia con ella, si usted ha estado cerca de muchos pesticidas, o si usted ha tenido un traumatismo craneal (lesión en la cabeza). Y a la inversa, algunas investigaciones sugieren que usted tiene menor probabilidad de contraer EP si es fumador de tabaco o toma café o té.

Hoy, parte del principal problema con la EP es que usualmente ya ha ocurrido la pérdida significativa de neurona / dopamina en el momento en que los síntomas se vuelven manifiestos. Por lo tanto, un enfoque actual en la investigación es la detección temprana de la EP. Mientras tanto, los medicamentos comunes incluyen el medicamento anti-parkinsoniano levodopa (L-DOPA), aunque a medida que progresa la enfermedad los medicamentos se vuelven menos efectivos. Cuando los fármacos no son efectivos, a menudo se recurre a la cirugía. La dieta y los tipos de terapia parecen tener algún efecto positivo sobre los síntomas.

Los efectos secundarios de levodopa y otros medicamentos parkinsonianos incluyen:

- Náuseas
- Vómito
- Ritmo cardiaco irregular
- Probabilidades aumentadas para movimientos involuntarios
- Inquietud (agitación)
- Confusión
- Caerse

¿Cómo Funciona el Cannabis Medicinal para la Enfermedad de Parkinson?

Los investigadores han mostrado entusiasmo para estudiar el cannabis en relación con el Parkinson después de que personas con EP dieran informes anecdóticos y publicaran en las redes sociales cómo el cannabis redujo sus temblores. Algunos investigadores piensan que el cannabis podría ser neuroprotector—salvando a las neuronas del daño causado por el Parkinson. Además de reducir el temblor, los cannabinoides también han sido estudiados para ser usados en el tratamiento de otros síntomas, como la bradicinesia (lentitud causada por la EP) y discinesia (movimiento excesivo causado por la levodopa –uno de los medicamentos usados para tratar EP). La gente con EP tiene menos receptores CB1 que la gente que no tiene EP. Un impulso al receptor CB1 a través de una sustancia como el cannabis puede mejorar los temblores y podría aliviar la discinesia. Similarmente, el otro receptor, CB2, también esta siendo estudiado para determinar si puede modificar la enfermedad o proporcionar beneficios neuroprotectores, al igual que con ELA y EM.

Mi Experiencia

Por los experimentos, sabemos que aumentar ciertas ramas del sistema endocannabinoide es útil en el alivio de síntomas de la enfermedad de Parkinson. Y sabemos por información anecdótica que ciertos pacientes que fuman marihuana experimentan alivio de sus síntomas. Tengo un puñado de pacientes con Parkinson y sus temblores están ahora bajo control. Ahora pueden conducir, jugar golf; ¡son capaces de disfrutar la vida!

Estudio de Caso

El diálogo y descripción del video que abre este capítulo fue tomado de un video de YouTube grabado por un antiguo oficial de policía llamado Larry Smith, quien, ahora, ha aparecido en una serie de videos comentando el alivio que él ha encontrado para su enfermedad de Parkinson con el cannabis medicinal. Después de pelear contra el Parkinson por más de 20 años y probar (soportar) todos los tratamientos tradicionales—incluida la cirugía cerebral—finalmente Larry encontró una combinación de ejercicio y cannabis medicinal. Y ahora, para crear consciencia, para compartir su propia historia de esperanza y sanación, Larry está haciendo una película acerca de su paseo en bicicleta de 300 millas por todo el estado de Dakota del Sur:

https://www.facebook.com/ridewithlarry/

Larry Smith trabajó como oficial de policía durante 26 años antes de jubilarse en 1999, y cuenta la historia de su batalla de 20 años con la EP en el documental (próximo a salir), "Ride with Larry" (Pasea con Larry) (actualmente haciendo presión política a Netflix).

Las personas como Larry son inspiradores. Ellas demuestran no solo la eficacia del cannabis medicinal, sino el poder y alegría del espíritu humano, cuando decide y busca la esperanza y sanación en todas sus diversas formas.

{9} EM y Espasmos Musculares Crónicos

"Tenía un dolor severo insoportable por los espasmos musculares, pero los músculos no tienen la culpa. Viene del daño en mi columna, y los relajantes musculares y pastillas para el dolor van directamente al mismo músculo. El cannabis reduce la inflamación, demorando la actividad de la enfermedad y calmando la totalidad del sistema. Realmente salvó mi vida cuando mi doctor se quedó sin respuestas. Mi planta milagrosa."

—CAROLYN KAUFMAN
Paciente de Cannabis

EL SISTEMA NERVIOSO CENTRAL humano (SNC) está compuesto por el cerebro y la médula espinal. Las fibras nerviosas (llamadas axones)

normalmente están protegidas por mielina, una capa de grasa para aislamiento que permite que las señales nerviosas sean conducidas en forma apropiada. Con la esclerosis múltiple, las células inmunes se vuelven hiperactivas y dañan el revestimiento de mielina, lo cual resulta en pérdida de mielina junto con un daño a las fibras nerviosas. Donde hay daño, eventualmente se forman lesiones o placa y tejido cicatricial endurecido llamado esclerosis. Y donde ocurre la esclerosis hay una pérdida de la habilidad del nervio para comunicarse por todo el cuerpo. Las señales del cerebro a través de la médula espinal hacia varias partes del cuerpo son detenidas o distorsionadas.

Aunque no hay dos personas que vayan a tener la misma condición exacta con EM, hay síntomas comunes con los que a menudo los pacientes tienen que vivir, incluyendo:

- Fatiga
- Problemas al caminar
- Hormigueo o adormecimiento
- Espasmos musculares involuntarios, especialmente en las piernas
- Rigidez
- Debilidad
- Problemas con la visión
- Mareo
- Problemas de vejiga
- Problemas sexuales
- Estreñimiento
- Dolor
- Depresión y cambios de humor (estado de ánimo)
- Problemas de habla
- Problemas para tragar
- Tembladera incontrolable
- Convulsiones
- Problemas respiratorios

- Picazón (rasquiña)
- Cefaleas (dolor de cabeza)
- Pérdida de audición

¿Cuales son los Tratamientols Tradicionales y los Efectos Secundarios?

No existe una causa conocida para la EM, aunque los médicos tienden a creer que hay una combinación de factores que llevan a ella, incluyendo causas del sistema inmunológico, infecciones virales y otras infecciones, causas del medio ambiente, y causas genéticas. Aunque aparentemente cualquiera podría contraer EM, es más común en mujeres que en hombres en una proporción de 3:1, y es más común en caucásicos que en hispanos y afroamericanos, y de hecho es muy raro en asiáticos. El rango de edad más común cuando la gente parece recibir el diagnóstico cuando si lo tienen, está entre los 20 y 40 años de edad. No parece ser más alto el riesgo para aquellos que tienen miembros de familia que también tienen EM. Y en los Estados Unidos hay más de un millón de personas que hoy viven con EM.

Entonces, el tratamiento se concentra principalmente en recuperarse de los ataques, disminuir la progresión de la enfermedad, y manejar los síntomas. (En las formas muy leves de EM, podría no emprenderse un tratamiento para nada.) Para tratar los ataques de EM, se pueden emplear medicamentos orales o infusiones (inyecciones) intravenosas de corticoides, para reducir la inflamación de los nervios. Los efectos secundarios incluyen:

- Insomnio
- Presión sanguínea aumentada
- Cambios de humor (estado de ánimo)

O uno puede hacer que le saquen el plasma de la sangre y lo reemplacen con una solución proteica. Este método se emprende normalmente cuando los esteroides han sido ineficaces.

De otra forma, dependiendo del tipo y severidad, existe un listado largo de medicamentos utilizados para manejar los síntomas y la progresión de EM, pero generalmente hay una lista igual de larga de efectos secundarios:

- Síntomas como de gripa
- Presión sanguínea (arterial) baja
- Fiebre
- Náuseas
- Riesgo aumentado de cáncer
- Diarrea
- Cefaleas (dolor de cabeza)
- Visión borrosa

Aparte de medicamentos, la gente sí se somete a terapia física o toma relajantes musculares, y por supuesto, también hay esperanza con el cannabis medicinal para tener alivio hoy. Para pacientes de EM, el cannabis puede tener importantes efectos antiinflamatorios, antioxidantes, antieméticos, antipsicóticos, y neuroprotectores. Además, el componente de CBD parece ayudar a que los pacientes con EM reduzcan el dolor, la fatiga, y la espasticidad, y mejoren su movilidad. De hecho, cerca del 77 por ciento de aquellos estudiados declararon que sentían que el cannabis era útil en el manejo que ellos hacían de los síntomas de EM, y la ausencia de efectos secundarios que se reportaron en su uso. Setenta por ciento declararon que su calidad de vida había mejorado con el cannabis medicinal y declararon también que pudieron reducir su utilización de otros medicamentos.

¿Cómo Funciona el Cannabis Medicinal para EM y Espasmos Musculares Crónicos?

La investigación está comenzando a corroborar que el cannabis puede tener resultados positivos con el dolor y espasticidad de un paciente cuando tiene EM.

Mi Experiencia

"Espasmos musculares crónicos" fue uno de los diagnósticos originales especificados como aceptables para cannabis por las leyes de la Florida. Tengo pacientes que sufren de espasmos musculares debido a múltiples lesiones de espalda, accidentes automovilísticos, o espasmos musculares crónicos debidos a esclerosis múltiple, por ejemplo, donde han obtenido resultados extremadamente fenomenales hasta ser capaces de caminar. Lo mismo pasa con la parálisis cerebral, que es otra condición que causa espasmos musculares severos, donde finalmente ellos son capaces de caminar y moverse debido al cannabis medicinal. Bajo este marco, podríamos incluir la parálisis cerebral y la esclerosis múltiple. El dolor crónico no maligno debido a lesiones de espalda, hernias discales, cirugía de espalda, todos ellos también pueden entrar dentro de este encabezado de espasmos musculares crónicos. Los trastornos del movimiento como la Enfermedad de Huntington, pertenecerían al campo de los espasmos musculares, también.

Estudio de Caso

Carolyn Kaufman es una defensora de la EM quien fue diagnosticada por primera vez con EM en 2009, y cree que el cannabis ha hecho toda la diferencia para ella. Al igual que otras personas citadas en este libro, ella también agotó todas las otras avenidas tradicionales antes de llegar, finalmente, al cannabis medicinal y otros enfoques totalmente naturales para mejorar su condición. Ella describe en detalle su recorrido—y su pérdida de 150 libras (aproximadamente 68 kilos—ensu we blog, www.withouttheweight.com. Pero cuando se trata de el haber incorporado cannabis medicinal en su programa, dice, "Cuando el dolor era severo, el cannabis era mi regalo de la tierra. Funcionaba cuando nada más lo hacía. Después de nunca haber fumado antes, utilicé el cannabis para salir de todos los medicamentos que manejaban mis síntomas."

"Claramente, la marihuana tiene un valor medicinal. Miles de estadounidenses gravemente enfermos han podido determinar eso por sí mismos, aunque de forma ilegal. Igual que mi propia familia, estos individuos no deseaban infringir la ley, pero no tuvieron otra alternativa. Los numerosos intentos para resolver de forma legítima el asunto—vía legislación estatal y audiencias administrativas federales—con mucha frecuencia han sido ignorados o frustrados por agencias federales equivocadas. Varios Estados llevaron a cabo programas de investigación amplios y costosos que demostraron la utilidad médica de la marihuana—en particular, en el tratamiento de los efectos secundarios de la quimioterapia. Francis L. Young, el juez jefe de derecho administrativo de la Administración para Control de Drogas de los Estados Unidos (DEA), determinó que la marihuana tiene aplicaciones médicas legítimas y debe estar disponible para los doctores."

–LYN NOFZIGER

Antiguo Secretario de Prensa de Ronald Reagan

Prólogo en el libro de 1999, *Marijuana RX: The Patients' Fight for Medicinal Pot (Marihuana Rx: Lucha del Paciente por Hierba Medicinal)* escrito por Robert C. Randall y Alice M. O'Leary

Conclusión:
Esperanza

"La hierba es la sanación de una nación; el alcohol es su destrucción."

—BOB MARLEY
Legendario Músico de Reggae

EL MÉDICO DE SU FAMILIA no está necesariamente preparado para todo, como usted lo podría pensar. Perfectamente, puede estar no capacitado o inclusive inconsciente de los beneficios de las alternativas naturales para alivio y cura de una enfermedad. No son solo las facultades de medicina, también son los organismos regulatorios que han sido infiltrados o completamente absorbidos por intereses creados, a menudo contra cualquier cosa que sea holística o natural. Pero las cosas están cambiando. La corriente de base para el cannabis legal todavía crece. ¿Regulamos el brócoli? No, no lo hacemos. No hay una regulación sobre la cantidad de brócoli que uno puede cultivar, o comprar, o comer. Y, al igual que el brócoli, el cannabis es una planta. Por supuesto, está el componente psicoactivo del cannabis, pero también lo está en las plantas de café o cacao, dada la presencia de sustancias que alteran nuestra fisiología (y en general, una ausencia similar de efectos secundarios serios).

Y no olvidemos, usted tiene algo que es completamente legal en todos los 50 estados, que no tiene ningún componente psicoactivo y viene de la planta de cannabis: es el CBD, cannabidiol. En junio de 2014, el Proyecto de Ley 1030 del Senado fue firmado por el gobernador para convertirse en ley. Allí, todo lo que pusieron a disposición fue la forma de cannabis de THC bajo, y solamente para cuatro diagnósticos:

- Epilepsia
- Condiciones crónicas que causen convulsiones
- Condiciones crónicas que causen espasmos musculares
- Cáncer

Esa fue la ley original. Dos años más tarde, adicionaron la Ley del Derecho a Probar ("Right to Try Act"), la cual permitió el uso de un cannabis medicinal que incluía CBD y THC para tratar a individuos con cáncer terminal. Sin embargo, al momento en que se firmaron las dos leyes, junio de 2014 y junio de 2016, todavía no había producto disponible en el Estado de la Florida para que yo recomendara a alguien. No fue sino hasta agosto de 2016 que dos dispensarios pusieron a disposición los primeros lotes. Tres meses más tarde tuvimos disponibilidad de cannabis medicinal. Y esas fueron mis dos primicias. En agosto, fui el primero en recomendar CBD alto, THC bajo a una mujer que tenía cáncer de cerebro, y tres meses más tarde, fui el primero en el Estado en recomendar cannabis medicinal completo a un paciente pediátrico.

Las restricciones están desapareciendo, al por mayor, estado por estado, al menos poco a poco. Al momento de escribir este libro, hay 33 estados con cannabis medicinal legal. Hoy, el cannabis todavía está registrado a nivel federal como un narcótico de "Programa 1", igual a la heroína. Pero, recuerde, la epidemia opiácea actual ¡comenzó con los médicos escribiendo prescripciones para opiáceos! Y a medida que las farmacias y doctores dejan de prescribirlos, los pacientes van a las calles a comprar una bolsa de 10 dólares para satisfacer su adicción opiácea comprando heroína. Sin embargo, todavía hay oposición a nivel federal, si no entre muchos de los estados hoy, a la forma completamente natural y virtualmente libre de efectos secundarios del cannabis. Yo equiparo esto con el matrimonio homosexual. Hasta que haya alguien en la Casa Blanca que diga, "voy a hacer que esto sea legal," continuará siendo de la forma que es. Eso probablemente será la coalescencia (unión) de legislación a nivel estatal y federal, y llevará la legalización más allá de su punto de inflexión en los Estados Unidos. Yo compararía nuestra situación actual del cannabis con la época de prohibición a comienzos del siglo XX. Sospecho que, en 50 o 100 años, la gente verá nuestra época de prohibición al uso de cannabis de esta misma manera, como una extralimitación.

Cuando es legal, regulada, y es sujeta a impuestos en forma apropiada, hay un potencial increíble. Los Estados que han acogido el cannabis medicinal legal ya están demostrando resultados absolutamente fenomenales, tanto en salud como en ingresos para el Estado. Pero el futuro inmediato todavía es desafiante. Al momento de escribir este libro, hay escasamente 2.000 doctores que están certificados para hacer esto en el estado de Florida. De vez en cuando, esa cifra puede disminuir porque, a pesar de su interés inicial y una vez ven los desafíos que están involucrados, muchos médicos escogen no continuar. Irónicamente, ello ha ayudado a mi práctica, pero es evidencia de las dificultades que todavía existen en la defensa del cannabis, a pesar de la falta de efectos secundarios y los buenos resultados, que por supuesto es la razón por la que soy tan apasionado y he decidido ser algo así como un pionero en este campo.

En el futuro, el tema es que se vuelva recreativa, eliminando todo el componente médico, lo cual complica las cosas. Por lo que oigo, en los estados donde tienen legalizado tanto el cannabis medicinal como el recreativo, los dispensarios médicos están completamente llenos, y la gente aun gravita hacia el medicinal, en particular aquellos que no tienen ninguna experiencia con el uso de cannabis. Y debido a que no tienen ninguna experiencia, ellos necesitan mucha mas ayuda y mucho más conocimiento experto para ayudarles con lo que está pasando. Tengo la creencia que en el año 2020, con el grupo Regulate Florida (www.regulateflorida.com) presionando activamente en Florida, y con el abogado John Morgan apoyando financieramente, lo más probable es que sea aprobado el uso recreativo por parte de adultos en el Estado de Florida.

El estigma que existe en la mente de muchas personas cuando se trata del cannabis recreativo—las camisetas teñidas y los festivales de música al aire libre, la propaganda, las personas sedentarias—desafortunadamente se atraviesa en el camino hasta cierto punto, de no solo la investigación y uso legítimo del cannabis como medicina, sino inclusive de que la gente se abra a ella como un tratamiento, en primer lugar. Parte de mi propósito al preparar este libro es eliminar ese estigma, o al menos separar el uso medicinal e investigación del uso recreativo, lo cual es otro asunto totalmente diferente. El Condado de Volusia, por ejemplo, es realmente riguroso acerca del uso de cannabis medicinal por parte de empleados del gobierno. Todavía tienen tolerancia cero para ello. Dicho eso, algunos profesores de escuela me han dicho que la junta de su escuela les ha dicho que si ellos tienen una prescripción de la versión sintética de cannabis, conocida como Marinol (dronabinol), y la han comprado en farmacias, y tienen pruebas positivas para cannabis, está bien. La justificación es que el medicamento fue prescrito por un médico en vez de recomendado por un médico, y fue comprado en una farmacia en vez de en un dispensario.

Y a pesar de cualquiera de esto, por favor entiendan que todo el cannabis que se usa es medicinal. Todo funciona en esos receptores que hemos comentado en este libro. Esos receptores están allá, e independientemente de cuál sea su condición, usted está estimulando el s i s tema endocannabinoide y al hacer eso, le está proporcionando la oportunidad y la capacidad de estar saludable. Entonces, independientemente de si participa en forma recreativa o medicinal, usted se va a beneficiar.

De nuevo, las cosas están cambiando. Hace unas semanas me entrevistaron para la revista Rolling Stone, un artículo a ser publicado alrededor de la fecha de lanzamiento de este libro, para su edición sobre el cannabis. El tema fue cannabis y los deportes. ¡Esclarecedor! Puede ser muy esclarecedor, por ejemplo, entrar a los dispensarios que son ahora recreativos-legales en cualquiera de los 10 estados que (actualmente) permiten el uso recreativo por adultos. No más compras nocturnas en parqueaderos. No más automedicación como puñaladas en la penumbra. El gobernador de la Florida, Ron DeSantis, hasta ahora es 100 por ciento más abierto al cannabis medicinal que su predecesor. De hecho, cuando asumió el cargo realizó una conferencia de prensa en Orlando. Flanqueándolo por un lado estaba el abogado John Morgan quien había retado la legislatura de la Florida a través de una demanda para hacer que la flor estuviera disponible para pacientes de cannabis medicinal, y se logró. Los pacientes necesitaban su medicamento.

Tengo la esperanza de que las muchas familias que han vivido en cierta forma clandestina, finalmente puedan salir a la luz del sol ahora, y se está poniendo mejor. Usted oye acerca de personas que consiguen cannabis de forma ilegal para la Enfermedad de Crohn de un miembro de la familia, por ejemplo, quienes se han visto forzadas a tomar una decisión—quebrar la ley y tener una solución saludable, libre de síntomas para una terrible dolencia, o ver a su hijo sufrir ya sea por la enfermedad misma o los peligrosos efectos secundarios de las drogas. Pero hoy, gracias a los cambios recientes en las leyes, esa solución puede ser perseguida legalmente, en especial con un diagnóstico como la enfermedad de Crohn.

¿Es usted o algún ser amado un paciente potencial de cannabis? Soy un apasionado por el cannabis porque es medicina verdadera con cero efectos secundarios. Mejor que eso, imposible. Inclusive el agua tomada en exceso tiene efectos secundarios. A menos que usted termine "poniéndose verde," con una dificultad momentánea para respirar o una sensación de paranoia, pero ninguno de ellos es tan grave.

Un día la historia confirmará todo esto, y, ante todo, los ganadores serán los pacientes.

Agradecimientos

HAY CIERTAS personas a las que quiero agradecer por las contribuciones a mi carrera como médico, a mi involucramiento en el movimiento de el cannabis medicinal, al mismo movimiento de el cannabis medicinal en la Florida, a este libro, y a mi vida en general. Sin estas personas excepcionales nada de esto hubiera sido, o sería posible ahora.

Gracias al Dr. Romero, mi antiguo pediatra quien cambió los papeles y me dio ese momento de realización repentina ("ah-ha") a la joven edad madura de mis tres años. Debido a eso, cada vez que veo a un niño o a un adulto que no parece estar cómodo, a menudo les cambio los papeles y le pregunto, "Okey, ¿si usted fuera el médico, qué preguntas haría?" Si consigo retroceso o resistencia de alguien eso le corta las alas a su miedo. Con los niños, les coloco la bata, les pongo el estetoscopio alrededor de su cuello, y trato de darles un sentido de poder en una situación donde a menudo sienten que no tienen ninguno.

A mi padre, quien se suicidó cuando yo tenía 11 años de edad. Siempre me estimuló. Mi papá trabajaba como técnico de rayos X en el Memorial Sloan Kettering Hospital en Nueva York a tiempo completo. También trabajaba a tiempo parcial en otro hospital de la ciudad y en los fines de semana realizaba mamografías en un consultorio de gineco obstetricia. Aún así, el sábado era el día en que estábamos juntos. En las mañanas, yo iba a trabajar con él y el me ponía una de las batas blancas y yo tenía ese refuerzo. En las tardes compartíamos tiempo libre juntos. Íbamos al cine, veíamos obras de teatro, íbamos al Madison Square Garden, veíamos rodeo o íbamos juntos a patinar sobre hielo. Él ascendió desde ser un técnico de rayos X a técnico de radiación. De hecho, él le administraba los tratamientos de radiación en el Sloan Kettering a Brian Piccolo, el jugador profesional de fútbol americano cuya batalla contra el cáncer de cerebro fue documentada en la película Brian's Song protagonizada por James Caan y Billy Dee Williams a finales de los años 1960. En 1972 mi papá fue admitido al nuevo programa piloto para asistentes de médicos (physician's assistants). Fue un pionero por derecho propio. Eran los años sesentas (1960s). Las tensiones raciales estaban en un punto alto. Los hispanos no eran bien reconocidos. Él quería ser médico, pero como era hispano no se le hizo posible. Pero él me enseñó mi ética de trabajo y cómo ser apasionado en en la carrera, así como él siempre lo fue.

Al abogado John Morgan y a su hermano Tim. El trágico accidente y lesión de cuello de Tim siendo joven, lo dejó en una silla de ruedas estando en su último año de educación secundaria (preparatoria). Hoy, después de todos estos años, él y su hermano John son los proponentes más grandes y más efectivos en favor del cannabis medicinal en la Florida, para beneficio de muchos. Si no hubiera sido por el trabajo de John Morgan, por su diligencia y por poner su dinero donde tiene su boca, recogiendo concientización y apoyo para el movimiento, nada de esto hubiera sucedido y yo no sería lo que soy.

A mis pacientes, especialmente aquellos primeros dos pacientes de cannabis, que permitieron que los medios de comunicación se metieran en sus vidas. Mi primera paciente de cannabis (una mujer adulta) me encontró a través de la lista de médicos certificados en cannabis medicinal en la

Florida. En ese momento, seguíamos siendo solamente 30 médicos certificados. Ella llamó a cinco consultorios y los primeros cuatro no estaban preparados. Pero el quinto consultorio fue el mío. En ese momento, yo estaba en Orange City y ella nos llamó desde New Smyrna Beach. Mi personal ya sabía que yo me estaba moviendo en dirección de recomendar el cannabis medicinal, y cuando me llevaron su mensaje, inmediatamente les dije, "¡Sí, prográmela!" Yo aparecía en la lista como director médico en dos de las regiones en donde Surterra Wellness (www.surterra.com) había solicitado licencia; entonces yo sabía lo que iban a ser las leyes y regulaciones mucho antes que cualquiera. Ella vino a mi consulta en la primavera de 2016 e iniciamos nuestra relación médico-paciente (se necesitaba una relación de 90 días previos a la recomendación del cannabis). Una vez que hubo producto disponible, ella se convirtió en la primera paciente en el condado de Volusia, de hecho, en toda el área de la Florida Central. Como resultado, todos los medios de comunicación estaban en el estacionamiento de mi consultorio. Había tantos reporteros que no cabían en el consultorio y mucho menos todas sus cámaras y equipos de producción. Era un zoológico. La parte externa del consultorio estaba llena de el personal de la TV y sus camionetas con cámaras. Los pacientes comenzaron a enviarme mensajes de texto y trataban de saber qué estaba pasando. "Miren el noticiero esta noche," les dije. Y esa fue mi primera paciente de cannabis. El segundo fue un pequeño niño cuya madre permitió a los medios de comunicación entrar en su hogar por que el cannabis medicinal fue donado y llevado a su hogar por Surterra Wellness. Esos dos eventos me dieron la publicidad y los recursos para que la gente me encontrara, me tendiera la mano, fuera visto, e iniciara en sus recorridos. Todavía hoy tengo como pacientes a muchas de esas personas iniciales.

Gracias a Surterra Wellness, como el centro de tratamiento de marihuana medicinal que estuvo allí disponible para proporcionar tratamiento a mis primeros dos pacientes. Era enorme.

Por supuesto un profundo agradecimiento al Profesor Lumír Ondřej Hanuš. Además de sus descubrimientos pioneros en el campo y su defensa permanente por el uso responsable de el cannabis medicinal, agradezco su valiosa contribución a este libro. De esta forma nuestros esfuerzos en la Florida y en otros lugares nunca podrá ser sobreestimada.

Quiero agradecer también a los lectores de nuestra versión de prueba (beta) de este libro: Christina Debusk, Deedee Diaz, Juan Jaramillo, y David Sacks, para nombrar solo algunos. Desde campos y perspectivas diferentes (algunos previamente en oposición) trajeron una visión fresca al contenido y ayudaron a darle forma al libro que usted tiene ahora en sus manos.

Acerca del Autor

Dr. Joseph Rosado

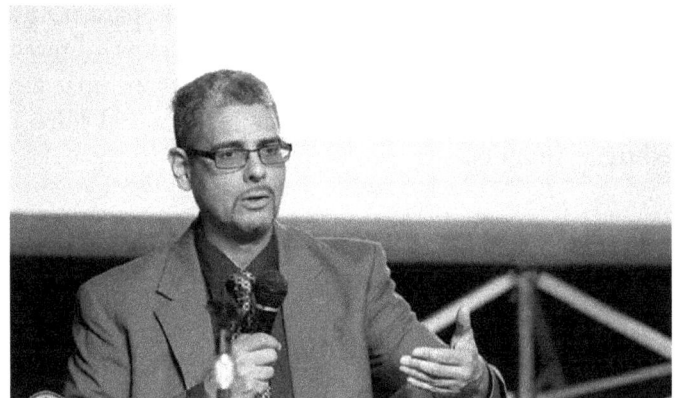

DESPUÉS DE PASAR VARIOS AÑOS en el centro de la Florida trabajando como enfermero auxiliar y luego como TEM / Paramédico, el Dr. Rosado comprendió su pasión por la profesión de la medicina. Inició la escuela de quiropráctica en Life College en Marietta, Georgia, donde se graduó con honores ("cum laude") con el título de Profesional (Licenciado) de Ciencias en nutrición clínica y un título de Doctor en Quiropráctica. Después de ejercer como quiropráctico durante varios años, se fue a la Universidad Central del Este, en San Pedro de Macorís, República Dominicana, donde en 2001 se graduó con sumos honores ("summa cum laude") con su título de de Doctor en Medicina. Luego de trabajar como doctor y director en una clínica en Salt Lake City, Utah, como doctor de el equipo de el Instituto de Recreación y Deporte de Costa Rica y como médico en el Hospital Metropolitano en San Juan, Puerto Rico, el Dr. Rosado se reubicó nuevamente en la Florida. En el 2005, el Dr. Rosado finalizó su maestría (MBA), magna cum laude, en Gerencia de Sistemas de Salud en la Universidad de Phoenix. Una vez de regreso en la Florida, trabajó como Director de la División de Enfermedades Contagiosas / Departamento de Epidemiología e Inmunización y como Médico Líder Senior en el Departamento de Salud de la Florida en el Condado de St. Johns.

Luego, el Dr. Rosado se trasladó al Tricounty Hospital en Williston, Florida para ser el director médico y al mismo tiempo atendía pacientes de práctica privada en el Institute of Medical and Cardiovascular Excellence (IME/ICE) (Instituto de Excelencia Médica y Cardiovascular) ubicados en Williston y The Villages, prestando servicios de atención primaria, funcional y regenerativa. Luego de renunciar a su cargo en el Tricounty Hospital y en el IME/ICE, trabajó como médico temporero (Locum Tenens) en el North FL Evaluation and Treatment Center en Gainesville, FL, en la Cárcel del Condado de Pinellas en Clearwater, FL, en la Cárcel del Condado de Escambia en Pensacola, FL y en Florida Health Source en Pierson / Deland / Deltona, FL.

Actualmente, el Dr. Rosado es el Director Médico en Coastal Wellness Centers en Ormond Beach, FL y está recomendando servicios de Cannabis Terapéutico (Marihuana Medicinal) y Terapia con Suboxone; y, una vez al mes, presta servicios voluntarios en "Shepherd's Hope Community Clinic", en Longwood, FL.

Estuvo en el gabinete de oradores para la campaña de United For Care (Enmienda 2) en 2014 y 2016, y en el 2015 el Dr. Rosado tomó el Curso de Cannabis para Médicos de la Florida y el Curso de Cannabis para Directores Médicos de la Florida. En agosto de 2016, fue el primero en recomendar CBD alto / THC bajo en la región Central de la Florida a una paciente adulta con cáncer de cerebro etapa 3 y en noviembre de 2016, fue el primero en recomendar cannabis medicinal (THC:CBD 1:1), en el estado de la

Florida a un paciente pediátrico, que era enfermo terminal. Hasta la fecha, ha trabajado con más de

2.000 pacientes para la evaluación, recomendación y manejo del cannabis medicinal.

Conozca Mas

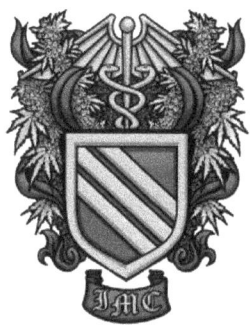

¿Es usted o algún ser amado un paciente potencial de cannabis y no sabe si su condición califica para cannabis medicinal bajo la ley de la Florida?

Contácteme hoy mismo para una consulta gratuita acerca de su caso.

Dr. Joseph Rosado
www.JosephRosadoMD.com
info@josephrosadomd.com
1 (866) 763-7991

El Dr. Rosado también es un reconocido conferencista en el campo de la defensa del cannabis y un consultor establecido de cannabis medicinal, que ha entrenado a otros sobre cómo recomendar cannabis medicinal. ¡Resérvelo como conferencista o descubra sus programas de capacitación actuales, hoy mismo!

Notas

Prólogo por el Profesor Lumír Ondřej Hanuš

- Profesor Lumír Ondřej Hanuš: (consultado 14 de diciembre de 2018). Prof. Lumir. Recuperado de https://lumirlab.com/prof- lumir/

INTRODUCCIÓN

- En un reciente informe Medscape: http://www.medscape.com/features/slideshow/lifestyle/2016/public/overview#page=1

PARTE I: CONTROVERSIA

[1] Locura por la Marihuana ("Reefer Madness")

- En su primera: McWilliams, John C. (1990). The Protectors: Anslinger and the Federal Bureau of Narcotics (1930–1962). University of Delaware Press.
- Y lo hizo: Rowe, Thomas C. (2006). "Leyes de narcóticos federales y la guerra contra las drogas: dinero que se va por un hueco de ratas" ("Federal narcotics laws and the war on drugs: money down a rat hole.") Psychology Press.
- Hasta 1910: (consultado el 22 de julio de 2018). The Origin of the Word 'Marijuana.' Recuperada de https://www.leafly.com/
- El surgimiento de: (consultado el 22 de julio de 2018). The Origin of the Word 'Marijuana.' Recuperada de https:// www.leafly.com/
- Anslinger también jugo: (consultado el 22 de julio de 2018). Reefer Madness (1936). Recuperada de https:// www.imdb.com/

- Hoy Reefer Madness: Murphy, Kevin; Studney, Dan. The History of Reefer Madness
- Aunque Harry Anslinger: (consultado el 22 de julio de 2018). The Origin of the Word 'Marijuana.' Recuperada de https:// www.leafly.com/
- A pesar de sus creencias interiores: Wing, N. (14 de enero de 2014). Marijuana Prohibition Was Racist From The Start. Not Much Has Changed. Recuperada de https:// www.huffingtonpost.com/

[2] Tricky Dick

- De una grabación: Posteada por Loyola, C. (7 de abril de 2014). Nixon on who's really responsible for the marijuana epidemic. Recuperada de https://www.youtube.com
- Quizás Richard Nixon: Zeese, K. (20 de marzo de 2002). Once-Secret "Nixon Tapes" Show Why the U.S. Outlawed Pot. Recuperada de https://www.alternet.org/

[4] Estigmas Sociales

- JUEZ: "Los acusados": De una grabación: Posteada por Nedd, A. (31 de agosto de 2016). Gene Wilder in "The Producers" Final Scene. Recuperada de https://www.youtube.com

PARTE II: CIENCIA
[5] ¿Qué es Cannabis?

- Una planta alta: Recuperada de: https:// en.oxforddictionaries.com/definition/cannabis
- El Cannabis es un género: Guy, Geoffrey William; Brian Anthony Whittle; Philip Robson (2004). The Medicinal Uses of Cannabis and Cannabinoids. Pharmaceutical Press

- Una hierba asiática alta: Recuperada de https://www.merriam-webster.com/dictionary/cannabis
- La palabra 'Cannabis': Recuperada de: https://www.urbandictionary.com/define.php?term=Cannabis
- El cáñamo es una forma de: Recuperada de https://www.britannica.com/plant/cannabis-plant
- Por "cáñamo" generalmente: (consultado el 20 de septiembre de 2018). What is Hemp? Recuperada de http:// www.hemp.com/what-is-hemp/

[6] ¿Qué es Cáñamo?

- Con frecuencia hay: Hogeye, B. (consultado el 21 de septiembre de 2018). The Rise and Fall of Marijuana. Recuperada de: http://www.ozarkia.net/bill/pot/RiseFallMarijuana.html

[7] Tipos de Cannabis

- Dicho eso, muchas formas: (consultado el 18 de septiembre de 2018). Marijuana stops child's severe seizures. Recuperada de https://www.cnn.com/2013/08/07/health/charlotte-child- medical-marijuana/index.html

[8] ¿Cómo funciona?

- A lo largo de los tiempos: Recuperada de http://time.com/ 4298038/marijuana-history-in-america/
- La prohibición culminó en 1970: Recuperada de http://www.fda.gov/regulatoryinformation/legislation/ucm148726.htm

- Sin embargo, a pesar de su estatus "ilegal": Recuperada de https://moneymorning.com/2016/11/09/map-states-legalizing- marijuana-in-2017/
- A pesar de la larga historia: (consultado el 12 de julio de 2018). Recuperada del video, "The Endocannabinoide System," https://www.youtube.com/watch?v=Z-OEpwgv6aM&feature=youtu.be
- Y sí, es correcto lo que leyó: Sulak, D. Introduction to the Endocannabinoide System. (consultado en 2015). Recuperada de http://norml.org/library/item/introduction-to-the-endocannabinoide-system
- Recuerde, cannabinoides endógenos: Pfrommer, R. A beginner's guide to the endocannabinoide system: The reason our bodies so easily process cannabis. (consultado en 2015). Recuperada de http://reset.me/story/beginners-guide-to-the-endocannabinoide-system/
- Y además, el sistema endocannabinoide: Miller LK, Devi LA. The highs and lows of cannabinoide receptor expression in disease: mechanisms and their therapeutic implications. Pharmacol Rev. 2011;63(3):461-470.
- La mayoría de cannabinoides: Jikomes, N. (consultado 21 de agosto de 2018). List of Major Cannabinoids in Cannabis and Their Effects. Recuperada de https://www.leafly.com/news/cannabis-101/list-major-cannabinoides-cannabis-effects
- Por supuesto, esto se encuentra en otro lugar: Herring, D. (consultado el 29 de septiembre de 2018). Evolving in the Presence of Fire. Recuperada de https://earthobservatory.nasa.gov/Features/BOREASFire

- Y la mayoría de nosotros: Ukers, William Harrison (1922). "All About Coffee." Tea and Coffee Trade Journal
- El cannabis, al igual que cualquiera otra: Morgan, A. (13 de junio de 2018). What are Terpenes? Ask a 420 Tour Guide. Recuperada de https://my420tours.com/what-are-terpenes/

[9] Beneficios de Cannabinoides

- (lista de dolencias, cannabinoides, y beneficios) Basado en una tabla recuperada desde https://www.leafly.com/

PARTE III: LEY
[10] Diagnósticos Aprobados

- "Voy a mirar en: "Morgan, cuyo hermano menor quedó paralizado cuando era salvavidas adolescente después de un accidente de buceo, cree que fumar "es una forma efectiva médicamente y eficaz" de administrar los químicos activos en el cannabis para pacientes. Él puso más de 4 millones de dólares en la campaña para aprobar la enmienda y ahora está financiando la demanda (para permitir fumar por razones médicas)." — http://www.tampabay.com/florida-politics/buzz/2018/05/16/why-cant-pacientes-smoke-marijuana-in-florida- john-morgan-pushes-for-answers-today-in-court/
- Por muchos años: (consultado el 9 de agosto de 2018). Recuperada de http://www.floridahealth.gov/programs-and-services/office-of-medical-marijuana-use/_documents/ocu- timeline.pdf
- Florida inició la legalización: Thompson, M. (consultado el 15 de septiembre de 2018). Senate Bill 1030 is a Go - Rick Scott Legalizes Marihuana

- Medicinal in Florida. Recuperada de https://www.centralflalaw.com/senate-bill-1030-is-a-go-rick- scott-legalizes-medical-marijuana.html
- Al momento de escribir este libro: (consultado el 9 de agosto de 2018). Recuperada de https://www.flsenate.gov/Session/Bill/2017A/00008A
- Esos diagnósticos nombrados: (consultado el 9 de agosto de 2018). Este también es una infografía excelente sobre lo que está cubierto, así como cómo hacer para obtener cannabis medicinal, por FloridaHealth.gov: https://floridahealthstory.org/stories/ommu-pacientes/index.html
- Y aunque eso es: ibid
- Previendo una industria de múltiples miles": Rosica, J. (23 de julio de 2018). Saying 'yes' to marijuana money, new bank comes to Florida. Recuperada de https://floridapolitics.com/ archives/269356-marijuana-money-new-bank
- De acuerdo con la Secretaría de Salud de Florida: (consultado el 9 de agosto de 2018). Florida Secretaría de Salud Office of Marihuana Medicinal Use (OMMU) Weekly Update March 9, 2018. Recuperada de http://www.floridahealth.gov/_documents/newsroom/press-releases/2018/03/03092018- ommu-update-cfc.pdf

[11] Convirtiéndose en Paciente

- Cómo se convierte usted: Lewis, J. (consultado el 17 de agosto de 2018). Florida Governor Signs Marihuana Medicinal Law. Recuperada de https://www.jdsupra.com/legalnews/florida-governor-signs-medical-39209/
- A partir de marzo de 2017: (consultado el 13 de junio de 2018). Recuperada de

http://www.floridahealth.gov/programs- and-services/office-of-medical-marijuana- use/registry-id- cards/index.html
- Para solicitar el ingreso: (consultado en 2018). Marihuana Medicinal Use Registry. Recuperada de https:// curegistry.flhealth.gov/
- Para iniciar su proceso de solicitud en línea: (consultado el 21 de septiembre de 2018). Recuperada de http://www.floridahealth.gov/programs-and-services/office-of- medical-marijuana-use/registry-id- cards/index.html
- Hay un argumento válido:
    - Aggarwal, SK. Cannabinergic pain medicine: a concise clinical primer and survey of randomized- controlled trial results.
    - Clin J Pain. 2013;29(2):162-71.
    - Grant I, Atkinson JH, Gouaux B, Wilsey B. Medical marijuana clearing away the smoke.
    - Open Neurol. 2012;6:18-25.
- Una vez absorbido, THC: Maykut, M. O. (1985). Health consequences of acute and chronic marijuana use. Progress in Neuropsychopharmacology and Biological Psychiatry, 9, 209-238.
- Comparando la administración por humo versus la vaporizada:
    - Abrams DI, Vizoso HP, Shade SB, Jay C, Kelly ME, Benowitz NL. Vaporization as a smokeless cannabis delivery system: a pilot study.
    - Clin Pharmacol Ther. 2007;82(5):572-578.
    - Hazekamp A, Ruhaak R, Zuurman L, et al. Evaluation of a vaporizing device

(Volcano) for the pulmonary administration of tetrahydrocannabinol.
- J Pharm Sci. 2006;95(6):1308-1317.
• Sin embargo, la biodisponibilidad después de la ingesta oral:
- Agurell, S., Halldin, M., Lindgren, J.-E., et al (1986) Pharmacokinetics and metabolism of Δ 1-tetrahydrocannabinol and other cannabinoides with emphasis on man. Pharmacological Reviews, 38, 21-43.
- Maykut, M. O. (1985) Health consequences of acute and chronic marijuana use. Progress in Neuropsychopharmacology and Biological Psychiatry, 9, 209-238.
• Los cannabinoides son altamente hidrofóbicos:
- Huestis, M. A. (2007). Human cannabinoide pharmacokinetics. Chem.Biodivers. 4: 1770-1804.
- Valiveti, S., Hammell, D. C., Earles, D. C., and Stinchcomb, A. L. (2004). Transdermal delivery of the synthetic cannabinoide WIN 55,212-2: in vitro/in vivo correlation. Pharm.Res. 21: 1137-1145.
- Valiveti, S., Kiptoo, P. K., Hammell, D. C., and Stinchcomb, A. L. (2004). Transdermal permeation of WIN 55,212-2 and CP 55,940 in human skin in vitro. Int.J.Pharm. 278: 173-180.
• Se sabe que el cannabis es consumido: Carter, G. T., Weydt, P., Kyashna-Tocha, M., and Abrams, D. I. (2004). Medicinal cannabis: rational guidelines for dosing. IDrugs. 7: 464- 470.

PARTE IV: SANACIÓN

{ 1 } Cáncer

- Me hizo sentir que: Weintraub, K. (21 de enero de 2018). Cancer Patients Get Little Guidance from Doctors On Using Marihuana Medicinal. Recuperada de https://www.npr.org/sections/health-shots/2018/01/21/578986845/cancer-pacientes-get-little-guidance-from-doctors-on-using-medical-marijuana
- El cáncer, también llamado malignidad: Revisado por Chang, L. MD. (27 de enero de 2018). Understanding Cancer -- the Basics. Recuperada de https://www.webmd.com/cancer/ understanding-cancer-basics
- Hay abundante evidencia de laboratorio: (10 de marzo de 2015). How and Why Does Cannabis Kill Cancer? The Science Explained. Recuperada de https://www.youtube.com/watch?v=e5xyUIzARbQ&feature=youtu.be
- Cuando a Kate Murphy (no es mi paciente) le fue diagnosticado: Weintraub, K. (21 de enero de 2018). Cancer Patients Get Little Guidance from Doctors On Using Marihuana Medicinal. Recuperada de https://www.npr.org/ sections/health-shots/2018/01/21/578986845/cancer-pacientes-get-little-guidance-from-doctors-on-using-medical-marijuana

{ 2 } Epilepsia y Convulsiones

- No oí su risa: Young, S. (30 de agosto de 2013). Marijuana stops child's severe seizures. Recuperada de https://www.cnn.com/2013/08/07/health/charlotte-child-medical- marijuana/index.html
- Las convulsiones, por sí mismas: (consultado el 20 de octubre de 2018). What Is Epilepsy? Recuperada

de https://www.webmd.com/epilepsy/understanding-epilepsy-basics#1
- En cuanto se refiere a desventajas: (consultado el 20 de octubre de 2018). Epilepsy Drugs to Treat Seizures. Recuperada de https://www.webmd.com/epilepsy/ medications-treat-seizures#1
- Quizás hayan oído hablar: Young, S. (30 de agosto de 2013). Marijuana stops child's severe seizures. Recuperada de https://www.cnn.com/2013/08/07/health/charlotte-child-medical- marijuana/index.html

{ 3 } Glaucoma

- Ahora yo vapeo y obtengo alivio casi instantáneo: (20 de junio de 2017). Medical Cannabis & Glaucoma: Erin's Story. Recuperada de https://leaflinelabs.com/paciente-firsts/2017/6/20/medical-cannabis-glaucoma-erins-story
- Muchas personas piensan: (Artículo revisado en 2015). Facts About Glaucoma. Recuperada de https://nei.nih.gov/health/glaucoma/glaucoma_facts
- La idea de que el cannabis pueda ser:
    - Woodridge, E., Barton, S., Samuel, J., Osario, J., Dougherty, A. and Holdcroft, A. (2005, April 20). "Cannabis use in VIH for pain and other medical symptoms." Journal of Pain and Symptom Management, 29(4), 358-67.
    - Ellis, R., Toperoff, W. Vaida, F., van den Brande, G., Gonzales, J., Gouaux, B., Bentley, H. and Atkinson, J. (febrero de 2008) "Smoked Medicinal Cannabis for Neuropathic Pain in VIH: A Randomized, Crossover Clinical Trial."

Neuropsychopharmacology. 34(3), 672-680.
- o Abrams, DI., Jay, CA., Shade, SB., Vizoso, H., Reda, H., Press, S., Kelly, ME., Rowbotham, MC. and Petersen, KL. (2007, February). "Cannabis in painful VIH-associated sensory neuropathy: a randomized placebo-controlled trial." Neurology,68(7), 515-21.
- Erin Delaney sufrió: (20 de junio de 2017). Medical Cannabis & Glaucoma: Erin's Story. Recuperada de https:// leaflinelabs.com/paciente-firsts/2017/6/20/medical-cannabis- glaucoma-erins-story

{ 4 } VIH y SIDA

- Además de los efectos notables: Rahn, B. (18 de septiembre de 2014). Cannabis and HIV/AIDS. Recuperada de https:// www.leafly.com/news/health/cannabis-and-hivaids
- El VIH, o virus de inmunodeficiencia humana: (consultado el 22 de octubre de 2018). What Are HIV and AIDS? Recuperada de https://www.hiv.gov/hiv-basics/overview/about-hiv-and- aids/what-are-hiv-and-aids
- El tratamiento actual y más ampliamente usado: (consultado el 22 de octubre de 2018). HV Treatment Overview. Recuperada de https://www.hiv.gov/hiv-basics/staying-in-hiv-care/hiv- treatment/hiv-treatment-overview
- Aunque los efectos secundarios del:
    - o Woodridge, E., Barton, S., Samuel, J., Osario, J., Dougherty, A. and Holdcroft, A. (20 de abril de 2005). Cannabis use in HIV for pain and other medical

> symptoms. Journal of Pain and Symptom Management, 29(4), 358-67.
>
> o Ellis, R., Toperoff, W. Vaida, F., van den Brande, G., Gonzales, J., Gouaux, B., Bentley, H. and Atkinson, J. (febrero de 2008) "Smoked Medicinal Cannabis for Neuropathic Pain in HIV: A Randomized, Crossover Clinical Trial." Neuropsychopharmacology. 34(3), 672-680.
>
> o Abrams, DI., Jay, CA., Shade, SB., Vizoso, H., Reda, H., Press, S., Kelly, ME., Rowbotham, MC. and Petersen, KL. (febrero de 2007). "Cannabis in painful HIV-associated sensory neuropathy: a randomized placebo-controlled trial." Neurology,68(7), 515-21.

- El cannabis medicinal también aumenta:
  > o Haney, M., Rabkin, J., Gunderson, E. and Foltin, RW. (agosto de 2005). "Dronabinol and marijuana in HIV (+) marijuana smokers: acute effects on caloric intake and mood." Psychopharmacology, 181(1), 170-8.
  >
  > o Marcellin, F., Lions, C., Rosenthal, E., Roux, P., Sogni, P., Wittkop, L., Protopopescu, C., Spire, B., Salmon-Ceron, D., Dabis, F., Carrieri, M.P., for the HEPAVIH ANRS CO13 Study Group. (13 de abril de 2016). "No significant effect of cannabis use on the count and percentage of circulating CD4 T-cells in HIV- HCV co-infected pacientes (ANRS CO13- HEPAVIH French cohort)." Drug and Alcohol Review, doi: 10.1111/dar.12398.

- Aunque la investigación alrededor:

- Costantino, CM., Gupta, A., Yewdall, A., Dale, B., Devi, L. and Chen, B. (2012) "Cannabinoid Receptor 2- Mediated Attentuation of CXCR4-Tropic HIV Infection in Primary CD4+ T Cells." PLoS One, 7(3), e33961.
- Molina, P. E., Amedee, A. M., LeCapitaine, N. J., Zabaleta, J., Mohan, M., Winsauer, P. J., Vande Stouwe, C., McGoey, R.R., Auten, M.W., LaMotte, L., Chandra, L.C., and Birke, L. L. (2014). "Modulation of Gut-Specific Mechanisms by Chronic Δ9-Tetrahydrocannabinol Administration in Male Rhesus Macaques Infected with Simian Immunodeficiency Virus: A Systems Biology Analysis." AIDS Research and Human Retroviruses, 30(6), 567-578. http://doi.org/10.1089/aid.2013.0182
- En las últimas décadas: Rahn, B. (18 de septiembre de 2014). Cannabis and HIV/AIDS. Recuperada de https://www.leafly.com/news/health/cannabis-and-hivaids

{5} TEPT

- El cannabis ayuda a callar: Muller, R. Ph.D. (14 de diciembre de 2017). Medicinal Marihuana for PTSD? Recuperada de https://www.psychologytoday.com/us/blog/talking-about- trauma/201712/medical-marijuana-ptsd
- En el pasado, se usaron términos como: Parekh, R., M.D., M.P.H. (Revisado en enero de 2017) What Is Posttraumatic Stress Disorder? Recuperada de https://www.psychiatry.org/ pacientes-families/ptsd/what-is-ptsd

- Entre los efectos secundarios de los ISRS se pueden incluir: (consultada el 18 de octubre de 2018). Selective serotonin reuptake inhibitors (SSRIs). Recuperada de https://www.mayoclinic.org/diseases-conditions/depression/in-depth/ ssris/art-20044825
- Entre los efectos secundarios de los ISRN se pueden incluir: Marks, L. (consultado el 18 de octubre de 2018). What is an SNRI? Recuperada de https://www.everydayhealth.com/snri/ guide/
- Marijuana for Trauma: Muller, R. PhD. (14 de diciembre de 2017). Marihuana Medicinal for PTSD? Recuperada de https://www.psychologytoday.com/us/blog/talking-about- trauma/201712/medical-marijuana-ptsd

{ 6 } ELA

- Cathy Jordan ha consultado: (25 de enero de 2018). Why can't this ALS paciente be allowed to smoke medicinal marihuana? Recuperada de https://www.tampabay.com/florida-politics/buzz/2018/01/25/why-cant-this-als-paciente-be-allowed-to- smoke-medical-marijuana/
- ELA, o esclerosis lateral amiotrófica: (consultado el 30 de octubre de 2018). What is ALS? Recuperada de http:// www.alsa.org/about-als/what-is-als.html
- Puede ser difícil diagnosticar la ELA: (consultado el 30 de octubre de 2018). Amyotrophic lateral sclerosis (ALS). Recuperada de https://www.mayoclinic.org/diseases-conditions/amyotrophic-lateral-sclerosis/diagnosis-treatment/ drc-20354027
- Cathy Jordan habitante de Parrish: (25 de enero de 2018). Why can't this ALS patient be allowed to smoke medicinal marihuana? Recuperada de https://www.tampabay.com/ florida-

politics/buzz/2018/01/25/why-cant-this-als-paciente- be-allowed-to-smoke-medical-marijuana/

{ 7 } Enfermedad de Crohn

- He hablado con gente: Cassata, C. (31 de octubre de 2017). I'm 17, and Medical Marijuana Is Keeping Me Alive. Recuperada de https://www.healthline.com/health/crohns-disease/medical-marijuana-keeping-me-alive#1
- La enfermedad de Crohn es una inflamación: (consultado el 30 de octubre de 2018). Crohn's Disease Overview. Recuperada de https://www.webmd.com/ibd-crohns-disease/crohns- disease/digestive-diseases-crohns-disease#1
- Aunque todavía se necesita muchísima investigación clínica: (consultado el 18 de octubre de 2018). Medical Cannabis and IBD. Recuperada de https://www.badgut.org/information- centre/a-z-digestive-topics/medical-marijuana-and-ibd/
- Entonces con gran interés: Cassata, C. (31 de octubre de 2017). I'm 17, and Medical Marijuana Is Keeping Me Alive. Recuperada de https://www.healthline.com/health/crohns-disease/medical-marijuana-keeping-me-alive#1

{ 8 } Enfermedad de Parkinson

- 1:37 p.m. Doctor: "La mejor forma: Global Informer. (24 de febrero de 2017). Man with severe Parkinson´s disease tries Marijuana for the first time. Recuperada de https://www.youtube.com/watch?v=pC17CaLU74I
- La enfermedad de Parkinson (PD) es un trastorno: (consultado el 18 de octubre de 2018). What is Parkinson's? Recuperada de

- http://www.parkinson.org/understanding-parkinsons/what- is-parkinsons
- Los efectos secundarios de levodopa: (consultado el 31 de octubre de 2018). Medications for Parkinson's Disease. Recuperada de https://www.webmd.com/parkinsons-disease/guide/drug-treatments#1
- Los investigadores han mostrado entusiasmo: (consultado el 31 de octubre de 2018). Medical Marijuana. Recuperada de http://www.parkinson.org/understanding-parkinsons/treatment/ complementary-treatment/medical-marijuana-and-parkinsons-disease
- El diálogo y descripción: (3 de diciembre de 2016). Ex-Cop Larry Smith Treats Parkinson's with Cannabis. Recuperada de https://www.youtube.com/watch?v=ie5WXDlxPWo
- Larry Smith trabajó como: (consultado el 31 de octubre de 2018). About the Film. Recuperada de http:// ridewithlarrymovie.com

{ 9 } EM y Espasmos Musculares Crónicos

- Tenía un dolor insoportable: Craven, C. (5 de julio de 2018). Researchers Say Cannabis Can Benefit People with Multiple Sclerosis. Recuperada de https://www.healthline.com/health-news/researchers-say-cannabis-can-benefit-people-with- multiple-sclerosis#1
- El sistema nervioso central humano: (consultado el 31 de octubre de 2018). Common Questions. Recuperada de https:// msfocus.org/multiple-sclerosis-faqs.aspx
- Aunque no hay dos personas: (consultado el 31 de octubre de 2018). MS Symptoms. Recuperada de

- https:// www.nationalmssociety.org/Symptoms-Diagnosis/EM- Symptoms
- Entonces, el tratamiento se concentra: (consultado el 31 de octubre de 2018). Multiple sclerosis. Recuperada de https:// www.mayoclinic.org/diseases-conditions/multiple-sclerosis/ diagnosis-treatment/drc-20350274
- La investigación está comenzando: (consultado el 31 de octubre de 2018). Researchers Say Cannabis Can Benefit People with Multiple Sclerosis. Recuperada de https:// www.healthline.com/health-news/researchers-say-cannabis- can-benefit-people-with-multiple-sclerosis#1

"Me parece bastante irónico que lo más peligroso de la marijuana es que lo cojan a uno con ella."

—BILL MURRAY, Actor de Cine

www.ingramcontent.com/pod-product-compliance
Lightning Source LLC
Chambersburg PA
CBHW051543020426
42333CB00016B/2078